Olivier Huillard

# Préférences en fin de vie en Cancérologie, l'étude REVOLEO

Olivier Huillard

# Préférences en fin de vie en Cancérologie, l'étude REVOLEO

## Etude qualitative des modalités d'exploration et de recueil des souhaits concernant la fin de vie en cancérologie

**Éditions universitaires européennes**

## Imprint

Any brand names and product names mentioned in this book are subject to trademark, brand or patent protection and are trademarks or registered trademarks of their respective holders. The use of brand names, product names, common names, trade names, product descriptions etc. even without a particular marking in this work is in no way to be construed to mean that such names may be regarded as unrestricted in respect of trademark and brand protection legislation and could thus be used by anyone.

Cover image: www.ingimage.com

Publisher:
Éditions universitaires européennes
is a trademark of
Dodo Books Indian Ocean Ltd. and OmniScriptum S.R.L publishing group

120 High Road, East Finchley, London, N2 9ED, United Kingdom
Str. Armeneasca 28/1, office 1, Chisinau MD-2012, Republic of Moldova, Europe
Managing Directors: Ieva Konstantinova, Victoria Ursu
info@omniscriptum.com

Printed at: see last page
ISBN: 978-3-8417-3710-6

# TABLE DES MATIERES

# I. INTRODUCTION

L'accompagnement des patients atteints de cancer en situation d'incurabilité est d'une indéniable complexité et nécessite une coopération multidisciplinaire au service du patient. Les cancers sont encore fréquemment des maladies incurables et la gestion de la fin de vie reste une activité fréquente de l'oncologue. Cependant des traitements de plus en plus nombreux et pour certains plus efficaces ont permis un allongement de la survie des patients. Cette évolution fait aujourd'hui du cancer, quand il est incurable, une maladie chronique pour laquelle vont se succéder des traitements comportant souvent des effets secondaires lourds, parfois avec des pauses thérapeutiques. L'histoire naturelle des cancers et la sensibilité aux traitements sont habituellement connues, l'évolution est alors anticipable et l'aggravation prévisible.

La pluridisciplinarité est fortement intégrée à la pratique de l'oncologie et depuis le Plan Cancer 2003-2007, 100% des nouveaux patients atteints de cancer doivent bénéficier d'une concertation pluridisciplinaire autour de leur dossier (Mesure 31) (1). En fin de vie, cette pluridisciplinarité fait principalement appel à la médecine palliative, ayant pour objectif l'amélioration de la qualité de vie du patient et permettant une réflexion sur les enjeux décisionnels. Une collaboration active entre oncologues et professionnels de soins palliatifs permet l'amélioration de la prise en charge en fin de vie comme le montre l'impact de cette collaboration sur l'amélioration d'indicateurs de qualité (2). L'intégration des professionnels de soins palliatifs dans la prise en charge des patients incurables doit aussi se concevoir plus précocement comme le montrent les bénéfices y compris en terme de survie que cela peut permettre (3).

Le parcours du malade incurable en oncologie, du diagnostic à la fin de vie, comporte de nombreuses décisions pour lesquelles différents arguments (bénéfice espéré, toxicité attendue, recherche de quantité ou de qualité de vie) peuvent être mis en balance. La place du patient au sein du processus décisionnel de cette prise en charge a progressivement évolué et l'éloignement du modèle paternaliste est réaffirmé dans la loi n°2005-370 du 22 Avril 2005 relative aux droits des malades et à la fin de vie

(4) dite loi Léonetti qui renforce puissamment le principe d'autonomie avec pour objectifs de « reconnaître de nouveaux droits aux malades grâce à [des] règles relatives à la limitation ou à l'arrêt de traitement, grâce aux directives anticipées et à la personne de confiance, c'est permettre à toute personne d'assumer sa fin de vie plus sereinement et c'est par là même, l'aider à mieux préparer sa mort » (5). Cette loi affirme pour la première fois l'interdiction de l'obstination déraisonnable : « lorsque des actes apparaissent inutiles, disproportionnés ou n'ayant d'autre effet que le seul maintien artificiel de la vie, ils peuvent être suspendus ou ne pas être entrepris ». Ce principe est à revisiter pour chaque cas particulier et son application requiert l'évaluation de ce qui est inutile ou disproportionné pour chaque patient. Les préférences du malade sont alors capitales pour la décision.

Le cadre théorique est ainsi clairement posé, tout malade atteint d'un cancer incurable grave devrait être informé du diagnostic de son cancer, du pronostic, des options de traitement, des bénéfices escomptés, des toxicités attendues et de ses droits concernant le respect de ses volontés : refus de traitement, personne de confiance et directives anticipées. Ce n'est qu'ainsi que la conception de la relation médecin malade défendue dans la loi Léonetti est respectée, pour « permettre au malade de préparer et de maîtriser sa fin de vie avec une véritable planification des soins, établie après une discussion approfondie avec le médecin traitant, lorsqu'une maladie grave et incurable a été diagnostiquée : en définissant, en fonction des phases de la maladie ou de ses complications, les traitements qui peuvent être mis en œuvre et ceux qui ne doivent pas être tentés (réanimation, alimentation artificielle…) ou qui doivent être interrompus. » (5). La connaissance et l'application de ce cadre théorique sont jugées prioritaires par la Haute Autorité de Santé pour l'amélioration de la qualité des soins comme en atteste le critère 13.a du manuel de certification version 2010 (6). Pourtant les différents rapports d'évaluation de la loi Léonetti (7, 8) montrent qu'elle est peu connue des professionnels et la pratique quotidienne en oncologie montre que les dispositifs de la loi sont également peu ou pas connus des patients.

Quelle est alors la place de ce cadre théorique en oncologie ?

Les oncologues recherchent-ils les préférences des patients dans le domaine de la fin de vie ? Si oui, à quels obstacles sont-ils confrontés dans cette démarche ? Si non, est-ce parce qu'ils pensent que ce n'est pas souhaitable ? Ou non faisable ?

Que pensent les patients de leur implication dans les décisions médicales en fin de vie ? Connaissent-ils les dispositifs visant à favoriser leur autonomie ? Comment perçoivent-ils ces dispositifs ?

Les discussions concernant la fin de vie sont-elles voulues par les patients ? Sont-elles possibles ? Quels sont les risques de nuisance et/ou les bénéfices à attendre de ces discussions ?

Contexte scientifique

L'intérêt des discussions concernant la fin de vie a été étudié dans une étude américaine multicentrique, prospective, suivant une cohorte de patients atteints de cancers avancés (9). L'objectif était de déterminer si les discussions concernant la fin de vie étaient associées à moins de soins médicaux agressifs. L'agressivité des soins était mesurée par l'existence d'une ventilation mécanique ou de manœuvres de réanimation et l'hospitalisation en soins palliatifs pendant la dernière semaine de vie. La santé mentale du patient et l'adaptation des proches au deuil étaient également étudiées. Sur les 332 patients inclus, 37% rapportaient avoir eu des discussions concernant la fin de vie avant l'inclusion et ces discussions n'étaient pas associées à plus de dépression ou d'inquiétude. L'existence de ces discussions était associée à moins de ventilation mécanique, de manœuvres de réanimation et d'hospitalisation en soins intensifs et à une hospitalisation plus précoce en unité de soins palliatifs. Par ailleurs, les soins médicaux agressifs en fin de vie étaient associés à une moins bonne qualité de vie et à un risque d'épisode dépressif majeur chez le conjoint endeuillé tandis qu'une longue durée d'hospitalisation en soins palliatifs était associée à une meilleure qualité de vie. Enfin une meilleure qualité de vie du patient était associée à une meilleure qualité de vie du proche à distance du décès. Ces données sont à mettre en relation avec les résultats de la grande étude multicentrique Française MAHO (10) (Mort à l'Hôpital). Cette enquête évaluait le parcours du patient dans son dernier jour de vie. Les résultats sont issus de l'analyse du parcours des 3793 patients décédés recensés. Des traitements visant à prolonger la vie ont été administrés le dernier jour de vie à 1214 patients (32%) dont 814 en soins intensifs. Au moment de la mort des manœuvres de réanimation ont été effectuées chez 542 patients (14.3%) dont 98 (18.1%) pour lesquels une décision de ne pas réanimer ou de limitation de traitement avait été prise.

Contexte réglementaire

Le cadre législatif Français est celui de la loi n°2005-370 du 22 Avril 2005 relative aux droits des malades et à la fin de vie dite loi Léonetti. Dans le cadre de cette loi le patient conscient, en fin de vie ou pas, peut refuser tout traitement. S'il est hors d'état d'exprimer sa volonté, ses préférences sont indirectement obtenues via ses directives anticipées ou sa personne de confiance. Cet avis est consultatif et ne s'impose pas au médecin, c'est la recherche de l'avis qui est obligatoire. Les deux principaux dispositifs mobilisés par cette loi pour renforcer l'autonomie du patient en fin de vie sont la personne de confiance et les directives anticipées définies comme suit :

- « Toute personne majeure peut désigner une personne de confiance qui peut être un parent, un proche ou le médecin traitant, et qui sera consultée au cas où elle-même serait hors d'état d'exprimer sa volonté et de recevoir l'information nécessaire à cette fin. Cette désignation est faite par écrit. Elle est révocable à tout moment. Si le malade le souhaite, la personne de confiance l'accompagne dans ses démarches et assiste aux entretiens médicaux afin de l'aider dans ses décisions. Lors de toute hospitalisation dans un établissement de santé, il est proposé au malade de désigner une personne de confiance. Cette désignation est valable pour la durée de l'hospitalisation, à moins que le malade n'en dispose autrement. »

- « Toute personne majeure peut rédiger des directives anticipées pour le cas où elle serait un jour hors d'état d'exprimer sa volonté. Ces directives anticipées indiquent les souhaits de la personne relatifs à sa fin de vie concernant les conditions de la limitation ou l'arrêt de traitement. Elles sont révocables à tout moment. A condition qu'elles aient été établies moins de trois ans avant l'état d'inconscience de la personne, le médecin en tient compte pour toute décision d'investigation, d'intervention ou de traitement la concernant. »

Le second cadre réglementaire est celui du Manuel de certification des établissements de santé v2010 (6) de la Haute autorité de Santé et le critère 13.a relatif à la prise en charge et aux droits des patients en fin de vie. Il y est demandé de « prévoir des modalités de recueil de la volonté du patient et, le cas échéant, de conservation des directives anticipées » et de « prévoir des informations écrites sur leur droit d'accepter ou de refuser des traitements de maintien en vie ou les traitements de réanimation et sur leur droit d'établir des directives anticipées ». Il est précisé dans ce manuel qu'il s'agit de « Pratiques Exigibles Prioritaires », la sélection de ces pratiques étant fondée, sur l'identification de sujets jugés fondamentaux pour l'amélioration de la qualité et de la sécurité des soins.

Contexte local

Un travail conduit dans le cadre d'une thèse de médecine par Isabelle Rousseau a permis d'évaluer la faisabilité de l'information des patients concernant les dispositifs de la loi Léonetti. Dans cette étude pilote une intervention comprenant deux entretiens semi-directifs était proposée à des patients suivis pour un cancer incurable. Le premier visait l'information sur la loi Léonetti et ses dispositifs et le second évaluait l'impact de cette information. Cette étude conclut à la faisabilité de cette d'information avec une procédure menée à son terme pour 87% des patients inclus. Bien que contributive d'un objectif global commun, l'étude REVOLEO décrite dans ce mémoire constitue une recherche indépendante et complémentaire, l'objectif se situe en aval de l'information donnée au patient.

## II. MATERIEL ET METHODE : Etude REVOLEO (Recueil des volontés et loi Léonetti)

### 1. Objectifs de l'étude REVOLEO

Le but global de l'étude REVOLEO est d'explorer les volontés concernant la fin de vie chez des patients atteints de cancer incurable. Les objectifs principaux sont :

- D'identifier les éventuels freins actuels à l'existence de ces discussions
- D'évaluer l'impact d'une information concernant la Loi Léonetti lors de ces discussions
- D'évaluer une procédure visant l'exploration et le recueil des volontés concernant la fin de vie

### 2. Cadre de l'étude

#### 2.1. Terrain de l'étude

L'étude se situe dans le cadre de l'unité d'oncologie de l'hôpital Cochin qui comporte 6 lits d'hospitalisation traditionnelle et 12 lits d'hôpital de jour (HDJ) permettant le passage de 20 à 30 patients ambulatoires par jour. Dans le soin courant la prise en charge du patient se fait initialement en consultation par l'oncologue référent qui annonce la maladie et propose un traitement. Dans la majorité des cas ce traitement est une chimiothérapie intraveineuse que le patient reçoit lors de venues en HDJ après une évaluation pluridisciplinaire initiale. La fréquence des passages en HDJ dépend du protocole de chimiothérapie et varie classiquement d'une fois par semaine à une fois par mois. Lors des passages en HDJ le patient est vu par l'interne. La consultation avec l'oncologue référent se fait dans le cadre de réévaluations, points faits sur l'efficacité et la tolérance du traitement, qui ont lieu de manière générale tous les deux mois. Les interventions de l'équipe mobile de soins palliatifs (EMSP) en oncologie font suite à une demande émanant de l'oncologue pour l'aide à la prise en charge de symptômes non ou mal contrôlés. Parallèlement, il existe une Réunion de Concertation Pluridisciplinaire Onco-Palliative permettant de discuter le cas de patients dont l'évolution attendue de la maladie justifie une introduction anticipée de l'EMSP, c'est-à-dire avant l'apparition de symptômes incontrôlés. Les consultations de l'EMSP se font principalement lors d'une venue programmée du patient en HDJ d'oncologie pour une chimiothérapie, un acte technique ou une évaluation médicale conjointe.

## 2.2. Evaluation psychologique des patients en soin courant

Tous les patients débutant un premier cycle de chimiothérapie en HDJ d'oncologie font préalablement l'objet d'une évaluation pré-thérapeutique au cours de laquelle une rencontre avec une psychologue du service est systématiquement organisée.

## 3. Type d'étude

Il s'agit d'une étude qualitative prospective comportant l'étude de deux populations :

- REVOLEO coté oncologues : intervention auprès des professionnels basée sur un entretien semi-directif et un questionnaire
- REVOLEO coté patients : intervention auprès des patients basée sur deux entretiens semi-directifs

## 4. REVOLEO coté oncologues

### 4.1. Objectifs de l'étude de l'axe professionnel

Les interventions auprès des oncologues ont pour objectifs :

- d'explorer les conceptions théoriques et les pratiques actuelles concernant l'information pronostique, l'information au sujet de la loi Léonetti et les discussions concernant les volontés en fin de vie
- d'identifier les freins théoriques aux discussions concernant la fin de vie
- de les comparer aux freins pratiques identifiés pour les patients inclus

### 4.2. Population

Les oncologues dont l'activité clinique principale est à l'hôpital Cochin ont été sollicités.

### 4.3. Description de l'intervention

#### a. Les entretiens avec les oncologues

La pauvreté du questionnaire test initialement envisagé a justifié l'exploration des conceptions et des pratiques des oncologues dans le cadre d'entretiens semi-directifs. Ces entretiens semi-directifs sont réalisés en tête à tête, enregistrés puis retranscrits. La guide d'entretien (Annexe 1) résulte des constations de l'exercice quotidien, des constations de l'étude pilote et des données de la littérature. Il comporte des questions fermées (réponse attendue oui/non ou jamais/parfois/souvent/toujours) et des questions ouvertes.

#### b. Le questionnaire aux oncologues

Pour chaque patient inclus dans l'étude, un questionnaire (Annexe 2) est adressé à l'oncologue référent pour explorer la prise en charge de ce patient et la comparer aux attitudes théoriques des entretiens. Les questions suivantes sont également posées :

- Pense-t-il que le patient a donné lors de l'entretien ses volontés en cas d'aggravation ?
- Quelles sont ces volontés ?
- Quel niveau d'angoisse a généré ces entretiens sur une échelle de 0 à 10 ?

Lorsqu'il répond, l'oncologue n'a pas encore revu son patient et n'a accès à aucune donnée concernant l'entretien.

### 4.4. Analyse des résultats

Une analyse de contenu est réalisée sur la retranscription écrite des entretiens. Les réponses au questionnaire sont comparées aux données de l'entretien de l'oncologue référent et de l'entretien patient.

## 5. REVOLEO coté patients

### 5.1. Objectifs de l'étude de l'axe patient

Les objectifs de l'axe patient sont :

- D'explorer les connaissances, conceptions et attentes des patients concernant leur rôle dans la décision médicale et en fin de vie.
- D'évaluer la faisabilité de discussions concernant la fin de vie et l'impact d'une information sur la loi Léonetti.
- D'évaluer le rapport bénéfice risque de telles discussions.

### 5.2. Population

#### a. Critères d'éligibilité

Les critères d'éligibilité retenus sont :

- patient atteint d'un cancer broncho-pulmonaire incurable
- majeur capable
- hospitalisation en HDJ pour chimiothérapie ou évaluation pluridisciplinaire

Ils sont justifiés par le bénéfice apporté par les discussions de fin de vie dans cette population (3, 9), l'homogénéité pronostique de cette population, la nécessité d'une limitation du nombre de patients éligibles pour être compatible avec un Master 2 et le recrutement de l'hôpital de jour compatible avec le rythme d'inclusion envisagé. Les entretiens sont réalisés pendant une venue en HDJ pour ne pas imposer au malade une venue supplémentaire à l'hôpital.

#### b. Critères de non-inclusion définitive

L'existence d'un seul de ces critères contre indique définitivement l'inclusion du patient dans l'étude. Ces critères sont :

- le refus du patient, une raison est alors demandée parmi : sujet trop difficile, patient trop fatigué, entretien jugé inutile, moment inapproprié, autre (précision demandée)
- des troubles cognitifs notés dans le dossier

- un trouble psychiatrique ou une psychopathologie sévère notée dans le dossier (syndrome anxio-dépressif, psychose, personnalité pathologique)
- des difficultés de communication en Français : sont concernés les patients dont la maitrise du français ne permet pas un échange sans ambiguïté et les patients ayant des troubles de la parole
- une inclusion dans l'étude pilote

### c. Critères de non-inclusion temporaire

La présence de l'un de ces critères ne permet pas l'inclusion du patient lors du passage en HDJ concerné. Le patient reste éligible et un screening est à nouveau réalisé lors de son passage suivant. Ces critères sont :

- un avis défavorable de l'équipe soignante : avant de voir chaque patient l'accord est demandé dans cet ordre à la psychologue du patient, aux infirmières et médecin de l'EMSP si le patient en est connu, aux infirmières de l'HDJ, aux internes de l'HDJ. En cas d'incertitude l'accord final est demandé à l'oncologue référent, par contre si un consensus est trouvé l'avis de l'oncologue référent n'est pas demandé. Les refus sont acceptés et ont alors valeur de véto, ils sont notés et justifiés. Ce processus assez complexe a été rendu nécessaire par les craintes de nuisance liée aux entretiens.
- survenue d'un évènement ou de circonstances particulières : ce critère est justifié par les constatations de l'étude pilote, il a ainsi été décidé de ne pas proposer d'entretien lors du premier cycle de chimiothérapie en HDJ, ni avant une réévaluation. La survenue d'une complication aigue peut également empêcher l'entretien en fonction de sa gravité ou de la répercussion physique ou psychique qu'elle a sur le malade.

### 5.3. Description de l'intervention
### a. Conception de l'intervention

Le guide d'entretien de l'étude pilote a été retravaillé à partir des constations de cette étude pour permettre de répondre aux objectifs de l'étude REVOLEO.

Les entretiens sont conduits en binômes par Olivier Huillard qui dirige l'entretien et une infirmière de l'EMSP. Les trois motifs justifiant la conduite en binôme sont : d'avoir un second regard concernant la dynamique de l'entretien et la communication non verbale, d'avoir du renfort en cas de déstabilisation du patient ou d'entretien difficile à mener et d'avoir une tierce personne pour l'auto-évaluation de l'anxiété du patient.

## b. Description des entretiens

Sont proposés aux patients, deux entretiens successifs (le second conditionnellement au premier) après accord écrit du patient au premier entretien et confirmation orale de l'accord au second. Sachant que les entretiens peuvent générer des réactions non souhaitées, les patients peuvent interrompre l'entretien ou changer de sujet, s'ils en ressentent le besoin. Sachant également que le patient peut ne pas oser interrompre l'entretien, une procédure de validation de la poursuite de l'entretien et le cas échéant une sortie de l'étude est prévue si des signes d'alerte issus de l'étude préalable sont identifiés.

Le premier entretien a pour missions :
- de faire connaissance avec le patient et d'instaurer un climat de confiance, cela est permis par les premières questions portant sur les données démographiques et biographiques, ces questions permettent en outre d'évaluer les ressources et les points d'appui du patient
- d'explorer les conceptions du patient sur son implication dans la décision médicale en fin de vie à l'aide d'une fiche questionnaire (Annexe 3)
- d'explorer les connaissances du patient concernant les dispositifs permettant de faire respecter ses souhaits concernant la fin de vie
- d'informer le patient sur son droit à exprimer ses volontés et sur les dispositifs permettant de les faire respecter de la loi Léonetti
- d'explorer la réflexion engagée par le patient sur ses souhaits et volontés concernant la fin de vie

- de répartir les patients en trois groupes selon le degré d'élaboration de la réflexion qu'ils ont déjà engagée sur le sujet
- d'évaluer l'anxiété générée par la communication sur le sujet par une auto-évaluation et deux hétéro-évaluations
- à la fin de l'entretien une fiche de désignation de personne de confiance et une fiche de directives anticipées sont remises

Le second entretien est proposé au patient lors de la venue suivante en hôpital de jour et n'est réalisé qu'après nouvel accord du patient. Il a pour missions :

- d'évaluer le vécu et l'anxiété ayant fait suite au premier entretien ainsi que les éléments jugés positifs par le patient
- de vérifier la compréhension des explications fournies sur la personne de confiance et les directives anticipées lors du premier entretien
- d'évaluer l'impact du premier entretien concernant l'utilisation des dispositifs de la loi : discussion avec la personne de confiance et rédaction de directives anticipées
- d'explorer voire de recueillir les volontés du patient concernant la fin de vie et d'explorer les modalités souhaitées de recueil et de conservation de ces volontés.

Les entretiens sont enregistrés à partir de la signature du consentement pour le premier entretien et à partir de la confirmation orale pour le second. La durée attendue de chaque entretien est de 30 minutes à une heure. Il est prévu de laisser la possibilité au patient d'être accompagné de sa personne de confiance lors des entretiens.

## c. Classement en groupes d'élaboration

Suite à l'étude pilote, trois groupes de patients semblent exister concernant l'élaboration sur la fin de vie. Un groupe de patients n'y ayant jamais réfléchi ou ne souhaitant pas en parler (Groupe 1), un groupe de patients ayant déjà réfléchi au sujet mais n'ayant pas de souhait précis à formuler (Groupe 2) et un groupe de patients dont la réflexion est avancée et ayant des souhaits précis à formuler (Groupe 3). Un des objectifs de la démarche est d'évaluer s'il existe un changement de groupe après intervention. Il est prévu de donner à la fin du premier entretien des consignes différentes selon le groupe d'élaboration.

### d. Qualifications des intervenants

Tous les entretiens sont conduits par Olivier Huillard, ancien interne du service d'oncologie et de l'équipe de soins palliatifs, qui n'est plus impliqué dans la prise en charge des patients inclus et qui a de plus conduit des entretiens dans le cadre de l'étude pilote. Les entretiens sont réalisés en binôme avec une infirmière de l'équipe de soins palliatifs.

### 5.4. Analyse des résultats

L'analyse évalue principalement le nombre d'inclusions, les causes de non-inclusion, la connaissance initiale des patients et l'impact de l'information sur l'utilisation des dispositifs, la faisabilité de discussions sur les préférences en fin de vie ainsi que l'anxiété générée. D'autre part une analyse de contenu est effectuée à partir de la retranscription des entretiens. Cette analyse consiste à dégager les thèmes soulevés par ce type de discussions et se fait selon deux phases, une première d'analyse entretien par entretien puis une seconde d'analyse de chaque thème à travers les différents entretiens. Cette analyse thématique a été réalisée à partir d'une grille établie préalablement avec les données de l'étude pilote (Annexe 4) et en collaboration avec le Dr Isabelle Colombet (Médecin, Service de Médecine Palliative, hôpital Cochin) et le Dr Pascale Vinant (Médecin, Service de Médecine Palliative, hôpital Cochin).

### 6. Avis du Comité de Protection des Personnes

L'intervention concernant les patients s'insère dans une démarche visant à appliquer la loi dans les conditions les moins nuisibles pour le patient et en recherchant un bénéfice en termes de qualité de la prise en charge. Elle répond à la définition « 1° » de l'article L.1121-1 du Code de la Santé Publique (recherche dans la catégorie des

« soins courants »). A ce titre, une information écrite concernant le travail de recherche est délivrée au patient, avec pour lui la possibilité de refuser la démarche proposée. Devant l'incertitude concernant les nuisances liées à la partie interventionnelle de l'étude, l'avis du CPP « Ile de France II » a néanmoins été sollicité avec un avis favorable en date du 12 Septembre 2011 (projet de recherche enregistré sous le n° 2011-06-07).

## III. DESCRIPTION ET ANALYSE DES RESULTATS

### 1. REVOLEO coté oncologues

#### 1.1. Description des oncologues

Les 5 oncologues exerçant exclusivement à l'hôpital Cochin sollicités ont accepté de réaliser l'entretien. Il s'agit de trois hommes et deux femmes constituant une équipe jeune avec une expérience de senior en oncologie allant de 4 mois à 19 ans (médiane 22 mois). Les réponses apportées lors de l'entretien témoignent de conceptions et de pratiques globalement homogènes.

#### 1.2. Résultats des entretiens avec les oncologues

#### a. Description des entretiens

La durée des entretiens varie entre 8 et 33 minutes (médiane 13 minutes) et semble dépendre fortement de l'ancienneté d'exercice comme le montre le Tableau 1. Un élément frappant est le nombre d'exemples cliniques et de situations vécues cités spontanément pour répondre aux questions ou les illustrer, qui semble également dépendre de l'ancienneté d'exercice. Ces exemples ont été comptés a posteriori sur les transcriptions et sont présentés dans le Tableau 1.

| Durée d'exercice | Durée de l'entretien | Cas cliniques cités |
|---|---|---|
| 4 mois | 8 min 32 | 2 |
| 5 mois | 11 min 53 sec | 5 |
| 22 mois | 12 min 50sec | 7 |
| 30 mois | 33 min 04 sec | 17 |
| 19 ans | 31 min 45 sec | 10 |

Tableau 1

Les réponses des oncologues s'articulent fréquemment sur une position théorique qui est éclairée à la lumière d'un ou plusieurs exemples qui confirment ou infirment cette position. Les positions théoriques nettes de départ semblent se nuancer et se

17

complexifier avec la pratique, ainsi l'expérience pratique semble donner plus de clés de lecture. Peut-être s'agit-il de sagesse pratique, de phronesis ?

### b. Attitudes décrites dans les entretiens

Le Tableau 2 résume les réponses concernant :
- l'attitude des oncologues concernant l'annonce de l'incurabilité de la maladie et le moment de cette annonce dans le parcours du patient
- l'attitude des oncologues concernant une discussion au sujet des souhaits du patient en cas d'aggravation de sa maladie et le moment d'initiation de cette discussion
- l'attitude des patients concernant une discussion au sujet de leurs souhaits en cas d'aggravation et le moment d'initiation de cette discussion
- l'attitude concernant une information complète du patient au sujet de la loi Léonetti et des dispositifs de la personne de confiance et des directives anticipées
- l'avis concernant une démarche systématique d'exploration et de recueil des souhaits concernant la fin de vie

|  | Oncologue 1 | Oncologue 2 | Oncologue 3 | Oncologue 4 | Oncologue 5 |
|---|---|---|---|---|---|
| Annonce d'incurabilité | Souvent | Toujours | Toujours | Souvent | Toujours |
| Moment si fait | Précoce | Précoce | Précoce | Précoce | Précoce |
| Souhaits par l'oncologue | Jamais | Parfois | Parfois | Parfois | Parfois |
| Moment si fait | 0 | Tardif | Tardif | Tardif | Tardif |
| Souhaits par les patients | Parfois | Parfois | Parfois | Parfois | Parfois |
| Moment si fait | Tardif | Tardif | Variable | Variable | Variable |

| Information sur la loi | Non | Non | Non | Non | Non |
|---|---|---|---|---|---|
| Démarche systématique ? | Non | Oui | Oui | Non | Non |

Tableau 2

### c. L'annonce d'incurabilité

L'annonce d'incurabilité est la première étape de l'information pronostique, l'existence de cette annonce est indispensable pour envisager des discussions concernant la fin de vie. Trois oncologues font toujours l'annonce d'incurabilité et deux oncologues la font souvent. Cette annonce est faite précocement dans le parcours du malade et même souvent d'emblée, dès la consultation d'annonce. Dans certains cas, pour « les malades fragiles », cette annonce est faite progressivement, par étapes. Les raisons principales motivant les oncologues à faire cette annonce d'incurabilité sont :

- le respect de la proportionnalité des soins
- favoriser l'alliance thérapeutique
- l'honnêteté envers le malade
- l'intérêt pratique que l'incurabilité soit dite

Les médecins soulignent spontanément la difficulté de cette annonce évidemment pour celui qui la reçoit mais aussi pour celui qui l'adresse, « à un moment donné ça te rend service même si c'est pas toujours facile de le faire ». Ce « service » est ce qui est appelé ci-dessus l'intérêt pratique, faire cette annonce se justifie d'un point de vue théorique comme les oncologues le rapportent mais ils ajoutent en tirer des bénéfices. Ces bénéfices sont difficiles à cerner précisément mais ils semblent exister principalement quand l'annonce est précoce et se situer dans la facilité de communiquer et dans la moindre difficulté des annonces d'aggravation ultérieures, on pourrait résumer en disant que cela permet une progressivité dans les annonces. Les oncologues estiment donc tirer des bénéfices de l'annonce d'incurabilité qui est

19

pourtant une annonce difficile et cette annonce est faite précocement, parfois progressivement.

### d. L'évocation des souhaits en cas d'aggravation

Les oncologues disent en majorité aborder parfois le sujet avec leurs patients et si cela est fait c'est classiquement assez tardivement dans l'évolution de la maladie. Les patients évoquent parfois spontanément leurs souhaits en cas d'aggravation, dans ce cas le moment choisi est variable mais trois oncologues rapportent que cela peut être dès la consultation d'annonce donc très précocement. Les médecins disent accepter ces discussions et soulignent l'importance qu'elles ont pour les patients. Mais dans la majorité des cas le sujet n'est pas abordé, les explications avancées sont :

- les effets délétères de ces discussions sur le patient : angoisse, déstabilisation, violence, désespoir
- le manque de temps pour entamer une discussion qui peut être longue
- la difficulté pour le médecin d'avoir ces discussions, de trouver le bon moment
- la prise en charge optimale de la fin de vie peut se faire sans les préférences des patients, les décisions soignantes suffisent et il n'existe donc pas de bénéfice à attendre de ces discussions

### e. L'information sur la loi Léonetti

Une information complète sur la loi Léonetti n'est faite par aucun des oncologues. Certains estiment aborder l'esprit de la loi, l'un d'entre eux présente systématiquement le dispositif de la personne de confiance mais sans le mettre dans le contexte de la fin de vie. Le sujet des directives anticipées n'est jamais abordé. Les raisons invoquées sont similaires à celle du paragraphe précédent avec principalement la crainte d'ouvrir un dialogue difficile, le manque de temps et le sentiment qu'il n'y a pas de bénéfices à attendre de cette information.

### f. Démarche systématique d'exploration et de recueil

Les oncologues accueillent favorablement l'idée d'une telle démarche mais leurs avis divergent sur le caractère systématique, deux y sont favorables et trois pensent que la démarche doit être ciblée. L'argument qui les amène à leur conclusion est en fait le même : la nuisance. Pour certains le caractère ciblé serait catastrophique puisque porteur d'un message d'aggravation, pour les autres le caractère systématique serait risqué car cette démarche pourrait être délétère pour certains patients. En plus du « pour qui ? », les interrogations que soulèvent l'idée de cette démarche sont « par qui ? » (oncologue ou pas, médecin ou pas) et « quand ? » (Précocement, tardivement).

### 1.3. Résultats du questionnaire aux oncologues

### a. Description des questionnaires

Les questionnaires étaient adressés à l'oncologue référent de chaque patient inclus. Pour trois oncologues un de leurs patients a été vu, pour un oncologue deux de ses patients ont été vus et pour un oncologue aucun patient n'a été vu. Le questionnaire est adressé par courrier électronique et est rempli avant que l'oncologue n'ait revu son patient, il n'a donc accès à aucune information concernant l'entretien.

### b. Pratiques décrites dans les questionnaires

L'analyse des questionnaires (Tableau 3) permet de comparer les attitudes rapportées lors des entretiens aux pratiques avec ici une bonne corrélation. Pour les cas étudiés, l'annonce d'incurabilité est souvent faite, il n'y a pas d'information sur la loi Léonetti et les souhaits en cas d'aggravation de la maladie ne sont pas recherchés. Les raisons principales expliquant l'absence de telles discussions pour ces situations sont : la fragilité du patient, la difficulté de trouver le moment opportun, la peur de générer de l'angoisse, l'absence de bénéfice attendu et la difficulté de le faire. On retrouve les raisons invoquées lors de l'entretien mais pour chaque cas concret il semble exister une raison principale. Il n'y a pas assez de données pour savoir dans quelle proportion cette raison principale varie pour un oncologue donné. Cela serait nécessaire pour déterminer dans quelle mesure la raison énoncée est liée au patient ou à l'oncologue.

| | M D | Mme L | Mme D | M S | Mme P |
|---|---|---|---|---|---|
| Incurabilité annoncée | Oui | Non | Oui | Oui | Oui |
| Incurabilité comprise | Oui | 0 | Ne sait pas | Oui | Oui |
| Information sur la loi | Non | Non | Non | Non | Non |
| Evocation par le patient | Non | Non | Non | Non | Non |
| Evocation par l'oncologue | Non | Non | Non | Non | Non |
| Projet d'évocation | Oui | Oui | Peut-être | Non | Oui |
| Transmission des souhaits | Oui | Oui | Oui | Oui | Ne sait pas |
| Anxiété prévue /10 | 8 | 7 | 5 | 2 | 3 |

Tableau 3

Il est intéressant de remarquer que pour trois patients leurs oncologues répondent qu'ils comptent évoquer les souhaits en cas d'aggravation. Ce rapport de 3/5 contraste avec les attitudes rapportées lors des entretiens où les oncologues disent évoquer seulement parfois les souhaits en cas d'aggravation. On peut envisager ici deux explications : soit il s'agit d'un changement de pratique possiblement lié à l'étude en cours, soit il s'agit d'un projet qui existe fréquemment même en dehors de l'étude. Un argument fait pencher la balance pour la seconde option : les oncologues ajoutent qu'ils comptent évoquer ces souhaits mais plus tard. Or plus tard la situation ne sera pas plus favorable, peut-être même moins et on peut raisonnablement penser que cela ne sera pas fait.

### c. Prévisions concernant les entretiens

Les oncologues sont très optimistes concernant le recueil des souhaits et préférences des patients en cas d'aggravation. Quatre oncologues pensent que l'entretien permettra ce recueil et un ne sait pas. Par contre ils pensent que ce recueil se fera au prix d'une angoisse importante, entre 2 et 8 avec une médiane à 5. Ces constats amènent à la conclusion que ce n'est pas tant la difficulté du recueil qui est redoutée par les oncologues mais l'angoisse qui en résulte. En d'autres termes ces discussions leur semblent faisables mais au prix d'une angoisse importante et donc non fait en pratique.

### d. Commentaires libres

Dans les commentaires libres en fin de questionnaire les oncologues montrent leur intérêt concernant un retour sur le déroulement de l'entretien. Une des questions posées est particulièrement pertinente « Est-ce que les patients souhaitent ou pas que l'oncologue soit informé du résultat ? ».

### 1.4. Analyse thématique de REVOLEO coté oncologues

Les principaux thèmes et concepts mobilisés par les oncologues dans leur argumentaire sont résumés dans la grille d'analyse (Annexe 5) et présentés ci-après.

### a. La balance bienfaisance / malfaisance

Ce thème regroupe les préoccupations des oncologues concernant le risque de nuisance lié à leur action ou à leur inaction et les effets bénéfiques escomptés en retour. La pesée entre bénéfice et risque est permanente et concernant le sujet des discussions de fin de vie les poids du plateau « risque » sont :

- Le rapport à l'espoir : cet élément apparait essentiel dans la prise en charge des malades atteints de cancer, il est nécessaire de préserver de l'espoir sinon « tu les tues littéralement si tu leur interdis de penser qu'ils peuvent aller mieux ». Cela semble être particulièrement vrai avec le cancer et l'un des oncologues cite un article récent montrant un risque relatif de suicide de 12.6 dans la semaine suivant l'annonce d'un cancer (11). Le danger du désespoir est réel et les oncologues pensent que c'est un des risques des discussions concernant la fin de vie.
- L'angoisse : c'est l'autre risque associé selon les oncologues aux discussions concernant la fin de vie. Certains rapportent l'angoisse comme une donnée obligatoire « il y a toujours quelqu'un qui porte l'angoisse dans la consultation […] dans le trio malade, entourage, médecin ». Une part importante des consultations d'oncologie est dédiée à prévenir la montée de cette angoisse ou à la gérer quand elle est présente. On comprend dans leur discours que les oncologues tiennent à ne pas rajouter d'angoisse.

Dans l'autre plateau de la balance, les médecins placent les bénéfices qu'ils pourraient escompter des discussions concernant la fin de vie. Ces bénéfices sont pour le patient mais aussi pour l'oncologue. Ces bénéfices restent très imprécis dans le discours des oncologues et sont justement exprimés de cette manière « ça me semble possiblement bénéfique », « ça serait forcément intéressant », « oui je pense que ça a un bénéfice de leur demander ce qu'ils veulent parce que ça peut t'orienter y compris dans le fait de… voir au fil de l'évolution ce qu'il faut rediscuter avec eux », « donc ça vaut le coût ». Une notion qui semble se dégager est celle d'un rôle facilitateur dans la prise en charge, avoir des discussions concernant la fin de vie avec les patients pourrait fluidifier la prise en charge, éviter les accroches et les turbulences au long du parcours. Un axe de travail intéressant pour promouvoir la démarche serait donc d'expliciter aux oncologues les bénéfices qu'ils peuvent attendre de ces discussions.

## b. La relation médecin malade en oncologie

C'est le thème le plus riche du corpus, toutes les réponses des oncologues mettent en évidence la complexité de la relation et on peut identifier certains sous thèmes particulièrement présents :

- La violence de l'information : de l'avis des oncologues les informations à transmettre au patient sont fréquemment violentes, l'annonce du diagnostic de cancer, de récidive, de métastases, d'incurabilité, d'arrêt des chimiothérapies… Cette violence est pleinement ressentie par les messagers qui doivent eux-mêmes se faire violence pour donner les informations.

- L'implicite : c'est la réponse à la violence contenue dans l'information, le message n'est pas clairement affiché, il s'agit de faire comprendre au patient : « enfin les choses ne sont pas toutes dites mais pour qui veut bien lire entre les lignes tout y est, mais c'est dit sans être dit », « enfin je ne présente pas ça de façon très formelle mais en gros ils comprennent ». On peut se poser la question de ce que comprennent réellement les patients dans cet implicite, probablement pas autant que ce que pensent les oncologues mais de toute évidence c'est le degré, l'exhaustivité de l'information qui est questionnée.

- L'incertitude : les oncologues estiment souvent avancer en terrain inconnu : que faut-il dire ? A qui ? Comment le dire ? A quel moment ? Pourquoi ? Et pourtant il faut décider.

- Le temps : le principal frein à l'épanouissement de la relation médecin malade qui est rapporté est le manque de temps. Ce temps pourtant nécessaire aux discussions difficiles fait défaut.

- La balance autonomie / paternalisme : les oncologues expriment une incertitude sur la manière de gérer cette balance, il n'y a pas d'opposition franche à majorer l'autonomie du malade mais des interrogations sur la manière de le faire et les conséquences possibles. Deux phrases extraites du discours d'un oncologue illustrent particulièrement bien le propos :

« On nous dit d'un côté il ne faut pas être paternalistes mais de l'autre côté pour tenir l'angoisse si tu dis « faites comme vous voulez, on va faire comme ce que vous aimez », c'est insupportable, donc t'es quand même obligé de… c'est ça la difficulté, c'est d'essayer de donner le maximum d'autonomie mais tout en offrant un contexte rassurant parce que sinon cette autonomie peut être parfaitement insupportable, c'est ça le paradoxe. Faut pas non plus être prisonnier d'idéaux, tu vois ? C'est ça la difficulté. Parce que l'angoisse est puissante, très puissante. Très très puissante. », « On est amené à osciller entre le fait de vouloir donner des informations réalistes qui autonomisent et qui éventuellement collent avec les valeurs, le sens, la personne et d'autre part à ne pas faire exploser la personne en terme de désespoir, d'angoisse, de suicide, tout ce que tu veux. Le problème c'est d'osciller entre les deux ».

### c. La complexité des patients

Ce thème est moins représenté mais deux sous thèmes sont importants à mettre en évidence pour la suite de l'exposé.

- Le changement : cet aspect n'est évoqué spontanément que par deux oncologues mais il prend une place très importante dans la réflexion de l'un d'eux. Ce médecin conseille d'étudier la constance des souhaits concernant la fin de vie et souligne l'importance de réévaluer régulièrement les souhaits avancés. Il avance l'hypothèse d'un « effet maladie et d'un effet symptôme »

- Le lien avec l'entourage : l'importance de ce lien est fréquemment soulignée, il peut selon les situations et selon les oncologues être facilitateur ou pas pour la prise en charge mais il est en tout cas systématiquement à considérer. C'est un aspect qu'il ne faudrait pas oublier dans une démarche visant l'exploration des souhaits concernant la fin de vie, ces souhaits concernent et engagent aussi l'entourage.

## 2. REVOLEO coté patients

### 2.1. Description des patients inclus et causes de non inclusion

Les inclusions ont été réalisées entre le 27/02/2012 et le 20/04/2012.

Pendant la période d'inclusion 45 patients majeurs ayant un cancer broncho-pulmonaire incurable sont venus en hôpital de jour d'oncologie pour chimiothérapie ou évaluation multidisciplinaire et étaient donc éligibles.

Le Schéma 1 montre la répartition de ces patients selon le groupe d'inclusion auquel ils appartiennent à la fin de la période d'inclusion.

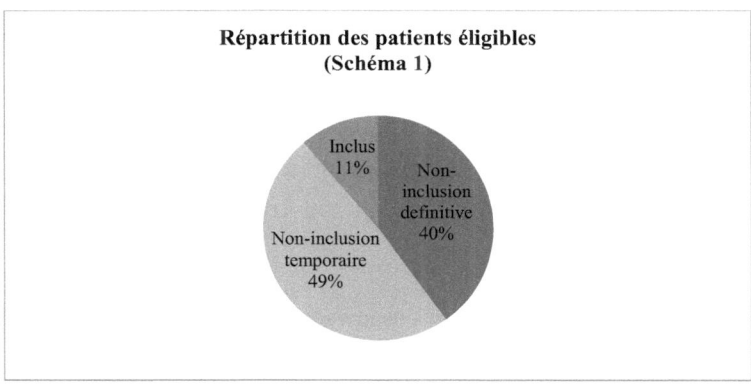

Les dix-huit patients (40%) présentant des critères de non-inclusion définitive se répartissent comme le montre le Schéma 2.

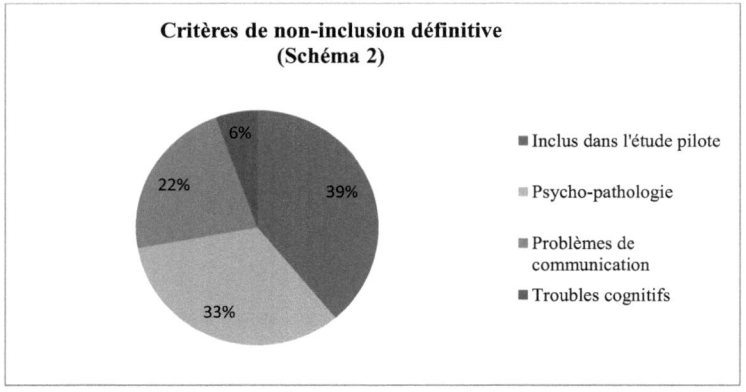

Sur les 27 patients ne présentant pas de critère de non-inclusion définitive, 22 patients avaient à chaque passage au moins un critère de non-inclusion temporaire. Ces patients ont fait entre 1 et 4 passages (médiane de 1 passage) pendant la période d'inclusion et les motifs de non-inclusion à chaque passage sont présentés en annexe (Annexe 6). Le Schéma 3 montre la répartition des critères principaux au cours des 38 passages de ces 22 patients.

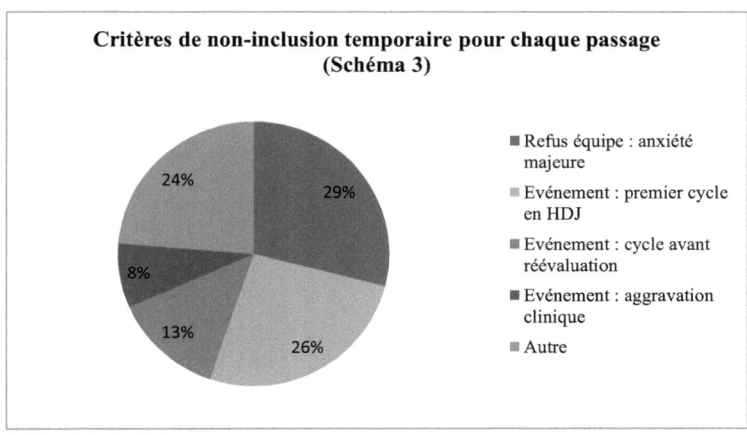

Finalement 5 patients ont été inclus ce qui représente 11% des patients éligibles et 18% des patients ne présentant pas de critère de non-inclusion définitive. Concernant ces 5 patients :

- 3 ont été vus à leur premier passage dans la période d'inclusion
- un a été vu à son deuxième passage, la non-inclusion temporaire au premier passage étant due à un événement particulier (fracture hyperalgique de la clavicule)
- un a été vu à son troisième passage, les non-inclusions temporaires précédentes étant dues à : passage pour premier cycle en HDJ puis refus équipe pour anxiété.

Enfin notons que parmi ces 45 patients, 6 étaient décédés à la fermeture des inclusions, soit près de 15% des patients éligibles, rappelant la gravité de la maladie.

## 2.2. Faisabilité et description des entretiens avec les patients

Pour les cinq patients inclus l'intervention comprenant une discussion concernant la fin de vie et une information sur la loi Léonetti a été faisable. Il n'y a eu de refus ni au premier, ni au second entretien. Aucun patient n'a souhaité interrompre les entretiens en cours et aucune sortie d'étude n'a été proposée suite aux critères préalablement définis. Les caractéristiques des entretiens sont présentées dans le Tableau 4.

| Patient | Premier entretien | | Deuxième entretien | | Durée totale | Intervalle |
|---------|-------|-------------|-------|-------------|--------------|------------|
| | Durée | Accompagnant | Durée | Accompagnant | | |
| M D | 20 min | Non | 18 min | Non | 38 min | 25 jours |
| Mme L | 17 min | Non | 8 min | Non | 25 min | 16 jours |
| Mme D | 40 min | Non | 35 min | Non | 75 min | 15 jours |

| | | | | | | |
|---|---|---|---|---|---|---|
| M S | 30 min | Non | 18 min | Non | 48 min | 7 jours |
| Mme P | 30 min | Mari | 26 min | Mari + Sœur | 56 min | 21 jours |

Tableau 4

Ces entretiens sont longs puisqu'ils durent entre 25 et 75 minutes avec une médiane à 48 minutes. La durée n'est pas fonction de l'ordre dans lequel ils ont été réalisés, la pratique ne semble pas faire gagner du temps. Le premier entretien, plus dense en contenu, est systématiquement plus long que le deuxième. La durée du second semble corrélée à celle du premier.

### 2.3. Vignettes des entretiens
#### a. M D

Fil biographique : M D est un homme de 61 ans, marié, ayant un fils de 33 ans, il est retraité de la fonction de premier vendeur d'une grande librairie depuis 6 mois. Il rapporte sa religion catholique comme ressource spirituelle même s'il dit avoir pris de la distance depuis sa maladie. En effet cela fait un peu plus d'un an que le diagnostic de cancer pulmonaire métastatique a été posé. Au diagnostic son oncologue a présenté le cas de M D en réunion Onco-palliative pour une aide à la prise en charge devant des douleurs et une anxiété ; pendant la réunion il est précisé que le père de M D est décédé d'un cancer du poumon. L'évaluation psychologique et médicale par l'EMSP confirme une anxiété majeure. Finalement le traitement par chimiothérapie est efficace, la douleur disparait et le suivi psychologique se fait moins fréquent. M D alterne des phases de traitement et des phases de pause avec rapide reprise évolutive de la maladie. Cette dernière est stable au moment du premier entretien.

Avis de l'oncologue : pour l'oncologue M D est informé de l'incurabilité du cancer et est lucide sur sa maladie. Il n'a pas abordé le sujet des souhaits concernant la fin de vie avec M D d'autant précise-t-il que cela ne vient pas très naturellement dans la conversation d'un patient en bon état général et dont la maladie est sous contrôle. Il pense qu'il est très possible que M D transmette ses souhaits en cas d'aggravation pendant l'entretien mais ajoute qu'il y avait beaucoup d'angoisse au diagnostic. Très marqué par le décès de son père, M D transmettra probablement qu'il ne veut pas que ça finisse pareil. Enfin il estime que l'entretien a probablement fait monter beaucoup l'angoisse au début, jusqu'à 8/10, mais que cela a pu apporter un soulagement de se savoir entendu.

L'entretien : de manière générale l'entretien est très facile bien que ce soit le premier de la série. M D a manifestement déjà entendu parler de la loi Léonetti. Il est effectivement très lucide sur sa maladie et comprend rapidement le sujet dont il est question dans l'étude. Il a déjà réfléchi à ses souhaits en cas d'aggravation et en a déjà discuté avec sa femme. Il rapporte spontanément dans la discussion la mort de son père en unité de soins palliatifs sans que cela apparaisse comme un fait traumatisant. M D évoque à de nombreuses reprises sa « philosophie de vivre le moment présent », il s'adapte. Il dit qu'on peut toujours changer d'avis, sur tout, en fonction des données du moment, il le sait, il a souvent changé d'avis. Pour cette raison il déclare qu'il n'écrira pas de directives anticipées mais fait confiance à sa femme pour prendre la bonne décision si besoin, en s'appuyant sur ce qu'il pensait juste avant. Sauf s'il change d'avis plaisante-t-il. Ce qui ressort le plus de ces deux entretiens est une impression de lucidité et de sérénité. L'angoisse ne va jamais apparaitre et en début de deuxième entretien le positif apporté par les entretiens est évalué à 10/10, pour s'être intéressé à lui. Mais M D sait qu'il peut être angoissé, il précise qu'il peut parler de tout ça maintenant parce que ça va mieux.

Conclusion sur le cas : M D est déjà très au clair avec le sujet, mais peut-être se sent-il encore plus rassuré de savoir qu'il est possible de parler de cela à l'hôpital. On peut noter l'importance qu'il accorde au changement. Par ailleurs les craintes énoncées par son oncologue ne sont pas fondées, aucune angoisse n'a été générée, l'expérience de son père semble fondatrice mais non traumatisante. Bien sûr cette discussion n'a pas eu lieu avec son oncologue, le résultat aurait peut-être été différent.

### b. Mme L

Fil biographique : Mme L est une femme de 71 ans, ancienne bijoutière dans la bijouterie de son mari, récemment divorcée, qui a deux filles de 37 et 43 ans dont une vit à Madrid. Mme L est d'origine espagnole et se dit croyante mais « libre de [ses] pensées ». Un cancer du poumon métastatique avec atteinte osseuse responsable d'une fracture de jambe révélatrice a été diagnostiqué il y a deux mois. Elle est en cours de première ligne de chimiothérapie et est toujours immobilisée pour sa fracture, pour cette raison elle a été hospitalisée en Soins de Suite entre les chimiothérapies.

Avis de l'oncologue : pour cette patiente l'information est encore incomplète, son oncologue la juge fragile et souhaite avancer pas à pas et pour cette raison l'incurabilité n'a pas encore été annoncée. Il n'y a pas eu de discussion concernant la fin de vie non plus. L'oncologue pense que Mme L transmettra ses souhaits en cas d'aggravation qui seront l'absence d'obstination déraisonnable et être soulagée. Une angoisse de 7/10 est attendue.

L'entretien : le premier entretien est difficile, Mme L est défensive et il faut beaucoup d'énergie pour tenir la discussion. Concernant l'information en cas d'aggravation Mme L souhaite laisser le médecin décider et ne pas être informée. Concernant la participation aux décisions médicales en fin de vie, elle dit être pour l'euthanasie et d'un commun accord on conclut qu'il s'agit alors de participer aux décisions. Elle est proche des critères justifiant une proposition de sortie d'étude mais proche seulement et l'entretien continu. Mme L déclare qu'elle ne veut pas réfléchir à ses souhaits en cas d'aggravation. Pendant le reste du premier entretien Mme L parle surtout de sa fille et du soutien qu'elle est. On comprend que Mme L sait peu de choses et veut en savoir peu sur sa maladie, peut-être un peu plus grâce à sa fille. Le second entretien est globalement une redite du premier et l'information donnée préalablement a été oubliée. Il ressort principalement de l'entretien que Mme L a de grosses difficultés d'adaptation et que c'est l'acceptation de la maladie et l'adaptation à la maladie qui sont au centre des préoccupations. L'ensemble de l'information concernant le dispositif est rejetée, c'est trop pour elle.

Conclusion sur le cas : dans ce cas, la discussion ne semble pas bénéficier à Mme L, pas plus qu'elle ne semble nuire. Mme L a du mal à s'adapter à la maladie et ne peut pas aller plus loin. Son oncologue a bien compris sa réticence concernant l'information. L'enseignement principal semble être la note d'angoisse de 5/10 donnée par l'interviewer au premier entretien alors que Mme L dit 0 et que l'infirmière dit 2. L'angoisse de l'interviewer est manifestement projetée sur la patiente. Peut-être est-ce le cas quand les oncologues disent que ces sujets angoissent les patients.

### c. Mme D

Fil biographique : Mme D a 67 ans, elle vit avec son mari dépendant dont elle est l'aidant principal. Elle a deux fils de 47 et 45 ans, l'un (sa personne de confiance) habite à proximité et est marié à une médecin gériatre, l'autre habite en Bretagne, elle a plusieurs petits enfants et semble très proche de sa famille. Elle raconte un parcours de vie difficile, à la perte de ses parents elle a été placée chez des religieuses et garde un lien fort avec l'une d'entre elle. Elle est croyante mais non pratiquante. Le diagnostic du cancer remonte à environ 3 mois et la prise en charge a été émaillée de plusieurs complications dont certaines graves. Elle a des symptômes liés à sa maladie : quelques douleurs, une dyspnée d'effort et une asthénie. Le premier entretien a lieu juste après une réévaluation mettant en évidence une efficacité de la chimiothérapie avec diminution de la masse pulmonaire principale.

Avis de l'oncologue : l'oncologue a évoqué avec Mme D l'incurabilité mais n'est pas sure que cela ait été compris. Il n'y a pas eu de discussion concernant les souhaits en cas d'aggravation principalement par peur de générer de l'angoisse, parce que la patiente était très angoissée au début et moins après la dernière évaluation « plutôt encourageante ». L'oncologue évoquera peut être les souhaits en cas d'aggravation, surtout pour anticiper les choses étant donné le mari à charge, et pense que Mme D transmettra ses souhaits qui seront de rester au domicile le plus possible, de ne pas souffrir et l'absence de mesures invasives de réanimation. Elle prédit une anxiété à 5/10.

L'entretien : Mme D connait la personne de confiance et en partie son rôle, elle a choisi son fils qui est marié à une gériatre et qu'elle estime être le plus adapté à cette fonction. Elle a déjà réfléchi à ce qu'elle souhaiterait en cas d'aggravation mais n'en a jamais parlé, elle voudrait le faire mais elle et son entourage se trouvent comme piégés dans une spirale positive depuis l'annonce de l'efficacité du traitement, une spirale de laquelle elle n'a pas le droit de sortir, pour ses proches. Elle préfère attendre que ça aille moins bien pour parler de tout ça. Elle va aussi questionner à de nombreuses reprises le sens de traitements non curatifs sans forcément faire le lien avec son traitement. Mais finalement comme elle le rappelle son souci prioritaire est son mari dépendant dont elle doit s'occuper et pour qui elle doit anticiper l'avenir, quand elle ne pourra plus s'en occuper ou qu'elle ne sera plus là.

Conclusion sur le cas : ce qui frappe d'emblée c'est le lien qui se crée avec Mme D, elle raconte des détails très intimes dès le début, l'entretien est lourd parce que sa situation est difficile mais le lien est facile. Elle explique cette facilité par le fait qu'on ne se connaisse pas. L'oncologue a bien identifié les souhaits de la patiente et son inquiétude majeure, le devenir de son mari. Le cas de Mme D permet un éclairage particulier parce que Mme D est décédée brutalement quelques semaines après l'entretien, sans avoir pu prendre les mesures qu'elle souhaitait prendre plus tard, quand ça irait moins bien. En analysant rétrospectivement la situation on peut estimer que Mme D a bénéficié de soins oncologiques optimaux, seule une prise en charge globale en collaboration avec l'équipe de soins palliatifs aurait permis d'aider la patiente et son entourage à faire le point, à prendre les mesures nécessaires pour son mari, libérant ainsi Mme D de ce fardeau. La difficulté pratique pour faire intervenir l'EMSP dans cette situation est l'absence de symptôme incontrôlé, ce cas montre que les discussions concernant la fin de vie pourraient être une porte d'entrée.

### d. M S

Fil biographique : M S est un homme de 80 ans, il est marié et a deux enfants de 32 et 33 ans, c'est un ancien directeur de centre de formation d'adultes. Le diagnostic de cancer pulmonaire métastatique a été porté il y a deux mois et il est en cours de première ligne de chimiothérapie, peu avant la première réévaluation. Pendant l'hospitalisation diagnostique il a été vu par l'EMSP pour des douleurs et l'infirmière qui l'avait alors pris en charge participe à l'entretien, elle précise que la femme de M S, médecin, avait particulièrement mal réagi à l'annonce de cancer, on propose donc à M S de le voir sans sa femme.

Avis de l'oncologue : son oncologue dit avoir annoncé l'incurabilité et pense que celle-ci a été comprise, par contre il n'y a pas eu de discussion concernant la fin de vie et l'oncologue n'envisage pas de le faire. Il pense que M S transmettra ses souhaits de non acharnement thérapeutique et de limiter ses souffrances et que l'entretien génèrera une anxiété à 2/10.

L'entretien : pour le premier entretien on invite la femme de M S à sortir en suivant les conseils des différentes équipes, M S accepte de nous voir seul et décidera de nous voir à nouveau sans sa femme au deuxième entretien. Le lien est timide et M S garde une certaine distance. Il dit vouloir être informé en cas d'aggravation et participer aux décisions médicales en fin de vie. A la question de savoir s'il a déjà réfléchi à ce qu'il souhaiterait en cas d'aggravation, des signes physiques d'angoisse vont apparaitre accompagnant un doute exprimé sur une annonce d'aggravation via l'entretien. Beaucoup de réassurance et la mise en place de mécanismes de défense vont permettre de faire diminuer l'angoisse perçue et finalement M S évoque principalement une volonté d'information. L'entretien est épuisant. Le deuxième entretien va plus loin. Entre les deux entretiens M S a parlé avec sa femme, et souhaite que figure dans son dossier son refus d'obstination déraisonnable et sa recherche de qualité plutôt que de quantité de vie. M S s'interroge sur sa situation et dit vouloir en parler à son oncologue au prochain rendez-vous. M S estime ne jamais avoir été angoissé pendant les entretiens, les hétéro-évaluations médecin et infirmière sont à 4/10 au premier entretien et à 0/10 au deuxième.

<u>Conclusion sur le cas</u> : l'intervention semble avoir eu un effet, M S a parlé avec sa personne de confiance de ses souhaits concernant la fin de vie et comptait en discuter avec son oncologue. Ce dernier avait été averti et rapporte que finalement la demande d'information n'a pas été trop violente mais que la discussion a permis de passer à « un niveau de confiance supérieure » dans la relation médecin malade. Par ailleurs la présence d'une infirmière de l'EMSP connue du patient pendant les entretiens ne semble pas avoir été source de difficultés.

### e. Mme P

<u>Fil biographique</u> : Mme P est une femme d'une quarantaine d'années, mariée, ayant deux enfants de 19 et 16 ans. Elle est agent point école. Elle dit ne pas avoir de ressources spirituelles. Le diagnostic a été posé 3 mois auparavant, le cancer ayant été révélé par une métastase hyperalgique de la clavicule. Elle est en cours de première ligne de chimiothérapie et l'entretien a lieu juste après un bilan montrant une efficacité de la chimiothérapie avec une stabilité de la maladie. Les douleurs sont alors nettement atténuées.

<u>Avis de l'oncologue</u> : son oncologue dit avoir fait l'annonce d'incurabilité et que celle-ci a été comprise. Il n'y a pas eu de discussions concernant la fin de vie parce que ce n'était pas le bon moment mais l'oncologue compte le faire dans un second temps. L'oncologue ne sait pas si des souhaits seront transmis, peut être une volonté de non obstination déraisonnable. Une anxiété à 3/10 est prédite.

<u>L'entretien</u> : Mme P est vue initialement seule puis son mari la rejoint en cours d'entretien. Elle dit savoir ce qu'est la personne de confiance mais sa définition est fausse, il y a confusion avec la personne à prévenir. Elle estime que parler à l'avance des souhaits concernant la fin de vie est moyennement angoissant, très utile et très rassurant. Son discours va ensuite principalement se porter sur son refus d'être vue agonisante, elle fait alors référence à une situation de fin de vie qu'elle a vécu, une expérience fondatrice mais à l'évidence traumatisante et dont le souvenir est proche.

Mme P se dit démoralisée à l'issue du premier entretien. Pour le deuxième entretien son mari et sa sœur sont d'emblée présents et l'entretien va être presque exclusivement consacré à la réassurance du couple, le doute sur une annonce d'aggravation masquée est né rapidement après le premier entretien et l'angoisse est montée haut. Une ambivalence apparait alors entre la volonté d'être informée et la difficulté pour gérer l'angoisse que cela génère. Et au-delà de l'angoisse, cette anticipation de l'aggravation bouscule M et Mme qui se disent dans une philosophie de vie « au jour le jour ». Pour Mme P il n'y a pas de positif à cette intervention. Concernant l'angoisse elle la note à 5/10 au premier et à 3/10 au deuxième mais surtout à 9/10 dans les jours suivant le premier entretien.

<u>Conclusion sur le cas</u> : ce cas illustre le risque de mésinterprétation lié à une discussion sur la fin de vie que décrivent les oncologues dans les entretiens et l'angoisse que cela peut générer. Deux autres éléments semblent importants à relever, d'abord la possibilité d'expériences traumatisantes concernant la fin de vie qui sont de réels freins à ces discussions, ensuite comme pour M D le décalage entre une philosophie de vie « au jour le jour » faisant appel aux capacités d'adaptation et la prise de décisions anticipées concernant la fin de vie.

## 2.4. Implication souhaitée et avis sur les discussions concernant l'aggravation

Cette évaluation se fait via la fiche patient (Annexe 3). Concernant l'information en cas d'aggravation de la maladie : 4 patients souhaitent être informés de manière systématique, une patiente souhaite laisser le médecin décider de ce qu'il doit lui dire et ne pas être informée. Concernant l'implication dans les décisions médicales en fin de vie : tous les patients souhaitent participer avec les médecins aux décisions nécessaires. Concernant le caractère angoissant, utile et rassurant de « parler à l'avance des souhaits et volontés en cas d'aggravation » voici ce que les patients en pensent (Tableau 5).

|  | Angoissant | Utile | Rassurant |
|---|---|---|---|
| M D | Moyennement | Très | Moyennement |
| Mme L | Pas du tout | Très | Moyennement |
| Mme D | Moyennement | Très | Moyennement |
| M S | Pas du tout | Très | Très |
| Mme P | Moyennement | Très | Très |

Tableau 5

Les patients veulent donc en majorité être informés des aggravations et participer aux décisions médicales en fin de vie. Ils jugent qu'avoir des discussions concernant leurs préférences en cas d'aggravation est très utile et rassurant.

### 2.5. La personne de confiance

### a. Connaissances de base

Quatre patients disent connaitre le dispositif de la personne de confiance mais seuls trois de ces patients peuvent en donner une définition partiellement correcte faisant intervenir la notion d'avis consultatif. Seul un patient exprime clairement une notion de délégation de la décision en fin de vie. Tous les patients vus avaient désigné une personne de confiance, y compris la patiente qui dit ne pas connaitre ce dispositif et celle dont la définition est fausse. Cette désignation a été faite par écrit pour trois d'entre eux et par oral pour les deux autres. Le nom de la personne de confiance est accessible dans le dossier médical pour les cinq patients.

### b. Impact de l'information

Lors du deuxième entretien les cinq patients donnent une définition plus juste de la personne de confiance sans que cette définition ne soit totalement correcte. La notion de délégation en fin de vie apparait alors pour quatre patients. Bien que la compréhension du dispositif soit meilleure seul un patient rapporte avoir discuté avec sa personne de confiance entre les deux entretiens. Le cas de Mme P est particulier puisque sa personne de confiance est présente pendant les entretiens. L'information sur la personne de confiance n'a modifié ni le mode de désignation ni la personne désignée.

### c. Capacité opérationnelle du dispositif

On peut essayer d'évaluer les conditions à réunir pour que le dispositif fonctionne de manière optimale dans le domaine de la fin de vie. Pour que ce dispositif soit opérationnel il faut :

- Que le patient soit informé de l'existence du dispositif : Information
- Que le patient comprenne le dispositif : Compréhension
- Qu'il ait des préférences concernant la fin de vie : Réflexion
- Que la personne de confiance connaisse les préférences : Communication
- Que la personne de confiance soit connue : Désignation

En posant que ces conditions sont d'égale importance, on peut accorder un point par condition remplie et noter la capacité opérationnelle du dispositif sur 5.

Si on applique ce procédé aux patients de l'étude, la situation au début du premier entretien est comme l'indique le Tableau 6.

|       | Information | Compréhension | Réflexion | Communication | Désignation |
|-------|-------------|---------------|-----------|---------------|-------------|
| M D   | 1           | 1             | 1         | 1             | 1           |
| Mme L | 1           | 0             | 0         | 0             | 1           |
| Mme D | 1           | 1             | 1         | 0             | 1           |
| M S   | 1           | 0             | 1         | 0             | 1           |
| Mme P | 1           | 0             | 1         | 0             | 1           |

Tableau 6

Au début du deuxième entretien la situation est comme l'indique le Tableau 7.

| | Information | Compréhension | Réflexion | Communication | Désignation |
|---|---|---|---|---|---|
| M D | 1 | 1 | 1 | 1 | 1 |
| Mme L | 1 | 0 | 0 | 0 | 1 |
| Mme D | 1 | 1 | 1 | 0 | 1 |
| M S | 1 | 1 | 1 | 1 | 1 |
| Mme P | 1 | 1 | 1 | 1 | 1 |

Tableau 7

Si on compare le score de capacité opérationnelle du dispositif avant et après intervention, le résultat est le suivant (Tableau 8).

| | Avant intervention | Après intervention |
|---|---|---|
| M D | 5/5 | 5/5 |
| Mme L | 2/5 | 2/5 |
| Mme D | 4/5 | 4/5 |
| M S | 3/5 | 5/5 |
| Mme P | 3/5 | 5/5 |

Tableau 8

L'intervention semble pouvoir améliorer la « capacité opérationnelle » du dispositif pour 2 patients sur 4. Cette modification semble principalement liée à l'explication du dispositif aboutissant à une meilleure compréhension et à l'effet sur la communication entre patient et personne de confiance pendant l'entretien ou en dehors. Il n'est pas question ici de juger de la capacité opérationnelle de la personne de confiance désignée, c'est-à-dire de sa capacité à transmettre la « bonne » décision mais ce point sera abordé en discussion.

### d. Limites perçues du dispositif

Une première limite perçue est le mode de désignation. On constate que la personne de confiance est bien systématiquement désignée dans le dossier médical mais il n'y a pas toujours de désignation manuscrite sur le formulaire adapté comme le demande la loi. Cela pourrait limiter la possibilité de recours à ce dispositif. La désignation orale questionne également la réelle compréhension du dispositif et du rôle que pourrait jouer la personne désignée.

La seconde limite concerne le choix de la personne désignée. La dimension affective présente dans le choix de la personne de confiance semble prendre le pas sur la dimension technique, même quand la fonction de la personne de confiance est parfaitement comprise. Dans les exemples suivant on retrouve même la notion de chair, loin de la désignation possible du médecin traitant proposée par la loi : « OH Et est-ce que ces explications sont susceptibles de modifier le choix de votre personne de confiance ? Mme D Ah non. De toute façon c'est le plus proche, c'est la chair de ma chair comme on dit. » ; « OH Et est-ce que ces informations sont susceptibles de modifier votre choix concernant la personne de confiance ? M D Je pense pas trop non. OH Et pourquoi c'est pas susceptible de changer ? M D Bah parce que c'est personnel à sa chair. ». Les premiers arguments pour expliquer le choix sont basés sur les affects, c'est seulement après que parfois viennent les cognitions. « OH Suite à notre dernier entretien vous n'avez pas changé de personne de confiance. Mme D Non, ah non. OH Non, d'accord. Et pourquoi ? Mme D Parce que c'est mon fils aîné et je pense que c'est le plus proche géographiquement et c'est lui qui pourra prendre la décision la plus rapide. Alors qu'après éventuellement il consulte son frère ou son père, ou sa femme… il faudra qu'il prenne de l'aide là où il pourra la trouver. OH D'accord, donc manifestement la discussion qu'on a eue la dernière fois ne vous a pas fait changer. Mme D Non. OH C'est lui qui est adapté. Mme D Oui, c'est lui qui est le plus à même de prendre… de remplir cette fonction là je pense. » ; « OH Vous n'avez pas changé de personne de confiance depuis la dernière fois ? Mme P Non pas du tout, non non. OH Et vous pourriez m'expliquer pourquoi vous n'avez pas changé ? Mme P Bah parce que c'est mon mari. OH Ouais. Mme P Il me connait et puis voilà. Je vois pas pourquoi je changerai non. OH C'est ça. Mme P Vraiment à part mon mari. OH C'est la bonne personne de confiance quoi. Mme P Mais bien sûr. C'est mon mari [Rires]. Je peux pas faire mieux. OH [Au mari] Ce n'est pas de la provocation pour qu'elle change de personne de confiance, hein ! Mme P Non non non. OH C'est juste pour voir, vous voyez sur quels arguments… Mme P Non mais j'aurai pu. Je pourrais dire tiens ma sœur. Mais généralement c'est le mari… quand on s'entend bien avec. ». Le terme personne de « confiance » semble favoriser le poids plus important accordé à la dimension affective : « OH Est ce que vous pourriez m'expliquer pourquoi vous n'en avez pas changé ? M D Parce que j'ai pleinement confiance en elle. » ; « OH Et pourquoi c'est pas susceptible de modifier votre choix de personne de confiance ? M S Bah, euh parce que j'ai confiance en elle… » ; « OH Et du coup est ce que les explications que je vous ai données sont susceptibles de changer votre choix de personne de confiance ? Mme P Pas du tout, je reste avec mon choix. OH Et vous pouvez m'expliquer pourquoi ? Mme P Bah parce que c'est mon mari. OH Ouais. Mme P C'est la première à qui je peux faire confiance, je ne ferai pas confiance à d'autres. OH D'accord. Mme P Voilà. ».

D'un point de vue extérieur, « froidement », on voit que la personne la plus proche, sa chair, celle à qui on fait le plus confiance sera peut-être la moins bien placée pour être personne de confiance en fin de vie. La conscience du poids porté par la personne de confiance est pourtant manifeste dans certains discours mais à l'heure de la désignation la dimension affective semble guider la décision. Ce n'est pas le choix de privilégier de manière consciente la dimension affective qui est perçu ici comme une limite mais le fait que cela semble s'imposer au patient. Quelle liberté affective ont les patients quand ils choisissent une personne de confiance ? Est-ce réellement un choix ?

## 2.6. Les directives anticipées

### a. Connaissances de base

Le constat est simple, aucun patient n'a connaissance de l'existence des directives anticipées.

### b. Impact de l'information

L'information a moins d'impact que pour la personne de confiance. Deux patients sont capables de donner une définition partiellement correcte lors du deuxième entretien, deux se souviennent du dispositif mais ne peuvent pas en donner une définition et le dernier patient ne se souvient pas de l'existence du dispositif. Aucun patient n'a rempli de directives anticipées suite aux entretiens.

### c. Capacité opérationnelle du dispositif

De la même manière que pour la personne de confiance, on peut chercher les conditions nécessaires au bon fonctionnement du dispositif. Ces éléments semblent être :

- Que le patient soit informé de l'existence du dispositif : Information
- Que le patient comprenne le dispositif : Compréhension
- Qu'il ait des préférences concernant la fin de vie : Réflexion
- Que le patient écrive ses préférences : Rédaction
- Que le document soit accessible : Conservation

On peut noter la capacité opérationnelle du dispositif de la même manière que pour la personne de confiance. Le score de capacité opérationnelle avant et après entretien est comme l'indique le Tableau 9.

|  | Avant entretien | Après entretien |
|---|---|---|
| M D | 1/5 | 3/5 |
| Mme L | 0/5 | 0/5 |

| | | |
|---|---|---|
| Mme D | 1/5 | 2/5 |
| M S | 1/5 | 3/5 |
| Mme P | 1/5 | 2/5 |

Tableau 9

L'intervention permet d'améliorer ce score sans faire franchir le pas de la rédaction.

### d. Limites perçues du dispositif

Evidemment la première limite que l'on constate dans cette étude est la méconnaissance des patients. Une deuxième limite est le passage à l'écrit. Par rapport à l'oral, l'écrit fige les décisions selon les patients alors que certains veulent pouvoir changer d'avis, ils savent que ça peut arriver : « M S Avoir des directives... vous savez moi j'ai l'impression aussi qu'on peut changer d'avis ». Ce caractère figé peut même être piégeant : « M D Parce qu'admettons que je perde mes moyens intellectuels, que je devienne complètement Alzheimer, bon bah c'est un peu idiot d'avoir marqué quelque chose et puis les derniers temps avant que je plonge dans cet état et être complétement à l'opposé de ce que j'avais écrit. Et il est trop tard pour revenir la dessus » et « Mme D Bah c'est-à-dire que ça me donne à moi un peu l'impression de les piéger si j'écris quelque chose sans leur en parler avant. ». Une alternative proposée par M D, s'il faut passer à l'écrit est « marquer au départ « machin » sur des pages numérotées et tous les jours marquer RAS et voilà. » mais dans l'état actuel il pense que les directives anticipées « pour moi... c'est pas adapté, c'est même contraire à mon éthique ». Une confusion semble parfois s'installer dans l'esprit de certains patients qui jugent qu'il est trop tôt pour rédiger des directives anticipées et que c'est quand ça ira mal qu'ils envisageront de le faire. Le lien avec le testament est évident et c'est vers les préférences post mortem que la discussion évolue. Par ailleurs, que mettre dans un texte de directives anticipées ? « OH Pourquoi vous n'en avez pas rédigées ? M S Parce que je ne sais pas quoi mettre [Rires]... je ne sais pas quels sont les incidents qui arrivent en général et qui peuvent m'arriver à moi en particulier en fonction de ma… de mon état de santé. ». Cette remarque peut être un mécanisme de défense et constituer un prétexte pour ne pas envisager une aggravation trop dure à supporter mais on peut aussi y voir la complexité de se projeter dans les aggravations possibles. Se pose clairement la question de l'information pronostique et de son exhaustivité. Si on souhaite que M S nous dise ce qu'il souhaiterait en cas de suffocation terminale liée à son cancer du poumon alors il faut lui dire qu'il est possible qu'il meurt asphyxié. Mais faut-il lui dire ?

## 2.7. Balance bénéfice / risque… à court terme

Il est indispensable de rendre compte de l'évaluation des bénéfices et des risques dont la balance représente une interrogation majeure des soignants. Toutefois cette évaluation est à très court terme uniquement dans le cadre de ce travail et ne rend peut être pas compte des effets positifs ou négatifs plus tardifs et notamment en fin de vie.

### a. L'angoisse

Il s'agit de la principale nuisance identifiée a priori et pour laquelle une évaluation précise était programmée. Trois catégories d'angoisse sont considérées (mesure sur une échelle de 0 à 10) :

- L'angoisse déclarée : correspond à l'évaluation par le patient de l'angoisse ressentie à la fin du premier entretien, au début du second concernant la période entre les deux entretiens et à la fin du second entretien. Les auto-évaluations de fin d'entretien sont faites uniquement en présence de l'infirmière.
- L'angoisse évaluée : correspond à l'hétéro-évaluation par l'infirmière et l'interviewer de l'angoisse du patient perçue pendant l'entretien.
- L'angoisse prévue : correspond à l'angoisse que l'entretien va générer selon les oncologues.

Le Tableau 10 montre les résultats de ces mesures.

|  | Premier entretien | | | | Entre | Deuxième entretien | | |
|---|---|---|---|---|---|---|---|---|
|  | Patient | IDE | ITW | Oncologue | Patient | Patient | IDE | ITW |
| M D | 0 | 1 | 2 | 8 | 0 | 0 | 0 | 0 |
| Mme L | 0 | 2 | 5 | 7 | 0 | 0 | 0 | 0 |
| Mme D | 0 | 0 | 0 | 5 | 0 | 0 | 0 | 0 |
| M S | 0 | 4 | 4 | 2 | 0 | 0 | 0 | 0 |
| Mme P | 5 | 2 | 2 | 3 | 9 | 3 | 4 | 5 |
| Total | 5 | 9 | 13 | 25 | 9 | 3 | 4 | 5 |
| RAD | 1 | 1.8 | 2.6 | 5 | | | | |

Tableau 10

IDE : infirmière ; ITW : interviewer ; RAD : Rapport Angoisse Déclarée = angoisse évaluée / angoisse déclarée

### i. L'angoisse déclarée

Quatre des 5 patients (80%) estiment avoir ressenti une angoisse à 0/10 pendant le premier entretien, entre les deux entretiens et pendant le deuxième entretien soit une absence totale d'angoisse. Une patiente a été angoissée par l'intervention et l'a été tout du long avec un maximum à 9/10 après le premier entretien. Elle précise que cela a duré trois jours puis plus du tout. Les médianes de l'angoisse déclarée à chaque étape de l'intervention sont toutes égales à 0.

### ii. L'angoisse évaluée

Au premier entretien l'hétéro-évaluation est différente de l'auto-évaluation dans 80% des cas. Le rapport est exactement inverse pour le second entretien. Pour le premier entretien on constate que l'évaluation de l'infirmière surestime l'angoisse globale (somme de toutes les angoisses mesurées par catégorie) d'un facteur 1.8. L'interviewer surestime l'angoisse globale d'un facteur 2.6. L'hypothèse principale est qu'il s'agit de l'angoisse des intervenants qui est projetée sur le patient. D'ailleurs celle-ci n'est présente qu'au premier entretien qui est le plus difficile à conduire, celui pour lequel la réaction du patient est scrutée voire redoutée. Les médianes de l'angoisse évaluée par l'infirmière et l'interviewer sont les mêmes : 2 pour le premier entretien et 0 pour le second.

### iii. L'angoisse prévue

Une angoisse non nulle est toujours prévue par les oncologues. Les niveaux d'angoisse prévus par les oncologues sont supérieurs à l'angoisse déclarée dans 80% des cas. L'angoisse globale prévue par les oncologues est 5 fois supérieure à l'angoisse déclarée par les patients en fin de premier entretien. La médiane de l'angoisse prévue par les oncologues est de 5 (minimum 2 et maximum 8).

### iv. Standardisation selon CTCAE

Une manière différente de présenter ces résultats est de faire un parallèle avec la recherche clinique en oncologie. L'évaluation des toxicités se fait selon une terminologie internationale (Common Terminology Criteria for Adverse Events v4(12)). L'item correspondant à l'angoisse se trouve dans la rubrique « Psychiatric disorders » sous la mention « Anxiety » et les grades suivants sont proposés :
- Grade 1 : symptôme léger, aucune intervention n'est indiquée
- Grade 2 : symptôme modéré, limitant les activités de la vie quotidienne
- Grade 3 : symptôme sévère, limitant la vie quotidienne, l'hospitalisation n'est pas nécessaire
- Grade 4 : symptôme mettant en jeu le pronostic vital, l'hospitalisation est indiquée
- Grade 5 : symptôme ayant causé le décès du patient

Selon cette classification et selon le mode de présentation habituelle, l'angoisse ressentie par les patients est :

|  | Grade 1 ou 2 | Grade 3 ou 4 |
|---|---|---|
| Anxiété | 20% (n=5) | 0 |

Tableau 11

Pour un médicament, ce niveau de toxicité ne serait ni un motif d'arrêt du médicament, ni un motif de diminution de dose mais justifierait une simple surveillance.

### b. Le positif

L'évaluation du bénéfice apporté consistait en une auto-évaluation de celui-ci par le patient en début de second entretien et les résultats sont présentés dans le Tableau 12.

|  | Aspect positif ressenti |
|---|---|
| M D | 10/10 |
| Mme L | 0/10 |
| Mme D | 5/10 |
| M S | Oui |
| Mme P | 0/10 |

Tableau 12

Pour les patients estimant avoir tiré un bénéfice du premier entretien, une précision sur ce bénéfice était demandée. Pour M D il s'agit de s' « être intéressé à ma personne, à mon sujet, bah ouais, 10, 10 sur 10. Parce que quelqu'un qui vient qui me pose ces questions, je savais pas qu'on pouvait poser des questions comme ça ». Pour Mme D « Non je dirais 5, parce que ça permet de se… de se vider entre guillemets. ». Enfin pour M S « Oui il y en a du positif, ça m'a poussé à en parler avec mon épouse. ».

## 2.8. Classement en groupes d'élaboration

Un classement en groupe d'élaboration, reflétant la réflexion concernant les souhaits en fin de vie, était prévu en cours de premier entretien. Ce classement devait permettre de clore l'entretien par l'attribution de taches différentes selon le niveau de réflexion. Pour le Groupe 1, correspondant aux patients n'ayant pas réfléchi à ce qu'ils souhaiteraient ou ne souhaitant pas en parler, il était prévu de proposer « d'en rediscuter la prochaine fois ». Pour le Groupe 2, correspondant aux patients ayant déjà réfléchi mais dont les souhaits sont peu élaborés ou peu précis, il était prévu de leur proposer « d'y réfléchir à nouveau d'ici la prochaine fois ». Pour le Groupe 3, correspondant aux patients ayant déjà réfléchi et dont les souhaits sont très élaborés ou précis, il était prévu de proposer « d'écrire ces volontés pour la prochaine fois ». Mais le classement en groupe d'élaboration est difficile à effectuer en cours d'entretien et la liberté accordée au patient pour le bon déroulement des entretiens ne permet pas d'assigner des taches. Cette partie de l'étude n'a donc pas été réalisée.

## 2.9. Une analyse thématique à poursuivre

Les thèmes principaux présents dans le corpus des entretiens avec les patients ont été identifiés entretien par entretien puis de manière transversale. Le modèle n'est pas arrivé à saturation et des entretiens supplémentaires sont nécessaires pour saturer les thèmes et stabiliser les formulations. Un premier résultat est la richesse des thèmes abordés dans des discussions pourtant difficiles voire angoissantes. Cela confirme l'importance et l'intérêt que les patients accordent au sujet et à ces discussions. La grille thématique provisoire est présentée en annexe (Annexe 7) mais ne sera pas détaillée dans ce mémoire.

# IV. DISCUSSION

## 1. Principales conclusions de l'étude

### 1.1. Conceptions et pratiques des oncologues

Les entretiens avec les oncologues révèlent que les discussions sur les préférences concernant la fin de vie sont rares et surviennent tardivement dans la prise en charge lorsqu'elles sont initiées par le médecin. Mais c'est principalement sous l'impulsion des patients que ces discussions ont lieu et dans ce cas elles peuvent survenir précocement. Les oncologues interrogés font presque systématiquement l'annonce d'incurabilité. Cette première étape de l'information pronostique est faite le plus précocement possible, souvent dès l'annonce diagnostique. Parfois quand la situation le nécessite cette information est différée ou faite progressivement. Cette annonce est jugée difficile mais est faite pour respecter la proportionnalité des soins, favoriser l'alliance thérapeutique, par honnêteté envers le malade et parce que cela a un intérêt pratique.

### 1.2. Identification des freins actuels aux discussions concernant la fin de vie

Les raisons données pour expliquer la rareté des discussions concernant les préférences pour la fin de vie sont les effets délétères redoutés (principalement l'angoisse), le manque de temps, l'incertitude sur le moment adapté pour le faire, la difficulté ressentie par l'oncologue lors de ces discussions et l'absence de bénéfice escompté. Dans les situations pratiques analysées, c'est la crainte de déstabiliser les patients et de générer de l'angoisse qui prédomine. Cette crainte ne concerne pas uniquement les oncologues mais tous les professionnels prenant en charge les patients.

### 1.3. Conceptions, connaissances et attentes des patients

Les patients souhaitent en majorité être informés en cas d'aggravation de la maladie, ils souhaitent tous participer aux décisions médicales en fin de vie et jugent tous très utile d'aborder à l'avance la question des souhaits et volontés en cas d'aggravation. Ils méconnaissent les dispositifs de la personne de confiance et des directives anticipées.

## 1.4. Faisabilité des discussions concernant la fin de vie

Tous les patients auxquels l'intervention a été proposée ont accepté. L'intervention permet d'aborder la réflexion engagée concernant les souhaits en fin de vie et d'évoquer certaines préférences concernant la prise en charge. Cette intervention est complète et menée à terme pour tous les patients inclus, elle est faisable.

## 1.5. Rapport bénéfice / risque de ces discussions

Un bénéfice existe selon les patients mais il est difficile à préciser. Le principal risque étudié est l'angoisse : 80% des patients inclus disent n'avoir ressenti aucune angoisse au cours de l'intervention. L'angoisse évaluée par l'interviewer est 2.6 fois supérieure à l'angoisse déclarée par les patients. L'angoisse prévue par les oncologues est 5 fois supérieure à l'angoisse déclarée par les patients. Aucune autre nuisance n'a été observée en dehors de l'angoisse générée par l'intervention chez une patiente.

## 2. Forces et limites de l'étude

Le premier point méthodologique qu'il est nécessaire de discuter est le choix d'une méthodologie qualitative. La principale limite de ce choix est la difficulté de réalisation des entretiens avec les patients. Cette difficulté est liée aux conditions stressantes de ce type d'entretiens, particulièrement quand il s'agit d'entretiens avec des patients gravement malades (13) et surtout concernant le sujet de la fin de vie (14). Cette difficulté, l'attention et l'énergie à fournir pour ce type d'entretien est ici pleinement ressentie surtout pour le premier entretien. Notons quand même que la pratique diminue cette difficulté. A cette difficulté s'ajoute celle de la posture à adopter. Est-ce une relation entre chercheur et sujet ? Entre médecin et malade ? D'humain à humain ? La posture naturellement adoptée a été d'osciller entre deux rôles, en étant alternativement enquêteur pour poser la question intéressante au moment précis puis immédiatement après soignant pour assurer la réassurance nécessaire. Cette posture ne découle pas d'un choix, elle se fait naturellement. Le flou des frontières dans ce type d'étude qualitative est connu (15), et pour certains le lien soignant existe forcément puisqu'un effet thérapeutique peut exister (16). Dans notre étude cet effet est d'ailleurs recherché. Pour les patients de l'étude ce lien soignant existe de manière explicite dans leur discours, probablement renforcé par le lieu de l'intervention et le métier des enquêteurs, et ce lien soignant implique un contrat, celui de se comporter comme un soignant, avec sollicitude. Cependant seule une méthodologie qualitative permet de répondre au double objectif de cette étude : objectif exploratoire de compréhension des mécanismes à l'œuvre et objectif interventionnel auprès des patients, l'inefficacité d'une intervention écrite seule dans ce domaine ayant été mise en évidence par des travaux de recherche montrant par contre l'efficacité d'une intervention orale (17). Par ailleurs cette méthodologie permet de multiplier les points de vue sur une situation, celui du patient, celui de l'oncologue et celui de l'interviewer enrichissant ainsi fortement la compréhension de ces situations.

Le choix terrain est le second point méthodologique à discuter. Le caractère mono-centrique de l'étude induit une restriction de la variété des contextes, des situations et des attitudes explorées, aussi bien pour les oncologues que pour les patients. De plus la connaissance des équipes par l'interviewer peut représenter une source de biais concernant la sincérité des réponses, l'intérêt porté au travail et la reproductibilité de la procédure étudiée sur un autre terrain. Néanmoins l'étude présentée résulte d'une dynamique de recherche des services impliqués, avec une forte collaboration entre les services d'oncologie et de soins palliatifs, en faisant un terrain idéal pour ce genre de problématique. La richesse de la réflexion déjà engagée par les oncologues permet la réalisation d'entretiens allant en profondeur sur les sujets abordés. Enfin la connaissance du terrain par l'interviewer facilite la promotion de l'étude et l'implication des différents intervenants.

Un dernier point méthodologique intéressant consiste à discuter la sélection des malades. Un premier constat est le nombre élevé de patients non-inclus définitivement représentant 40% des patients éligibles. Néanmoins 7 patients ne sont pas inclus parce qu'ils ont participé à l'étude pilote. Etant donné la proximité des critères d'inclusion et de non-inclusion des deux études, on peut supposer que ces 7 patients auraient pu être inclus réduisant ainsi le nombre de non-inclusion définitive de 40 à 25% des patients éligibles. Un deuxième constat est le nombre élevé de patients non-inclus temporairement. L'analyse des données montre que 8 patients n'ont pas été inclus parce qu'il s'agissait de leur première chimiothérapie en HDJ or ces patients n'ont fait qu'un passage pendant la période d'inclusion. Certains de ces patients auraient pu être vus lors de passages ultérieurs. Par ailleurs des patients non-inclus temporairement peuvent être inclus par la suite comme ce fut le cas pour deux des patients inclus. Ces deux arguments montrent que le nombre de patients inclus pourrait être supérieur, à nombre égal de malade, en allongeant la période d'inclusion. Un dernier constat est que le motif de non-inclusion temporaire « Refus Equipe » semble être la cause principale de non-inclusion de 7 patients soit environ 25% des patients non-inclus temporairement. Ce refus est toujours lié au risque redouté de déstabilisation du malade qui a déjà une « angoisse majeure » liée au diagnostic du cancer ou à l'aggravation de sa maladie. Ce refus est alors partagé par la majorité des intervenants à qui l'avis est demandé (psychologues, médecins, infirmières). On réalise que faute de critères permettant de distinguer les patients qui vont être effectivement déstabilisés, les professionnels préfèrent refuser la tenue de ces discussions. Cette importante sélection était volontaire et découlait du choix de minimiser le risque de nuisance dans l'intérêt du malade mais aussi pour respecter les craintes des équipes soignantes. L'adhésion des équipes à la démarche dépendait de cette attitude. Néanmoins d'après les données disponibles les malades inclus ne sont pas différents des autres et les oncologues ne s'attendaient pas à des entretiens particulièrement faciles ou peu angoissants. Les patients inclus ne semblent donc pas être des patients « faciles ».

## 3. Discussion concernant les dispositifs de la loi Léonetti

Comme nous l'avons vu les objectifs de la loi Léonetti sont clairs « reconnaître de nouveaux droits aux malades grâce à [des] règles relatives à la limitation ou à l'arrêt de traitement, grâce aux directives anticipées et à la personne de confiance, c'est permettre à toute personne d'assumer sa fin de vie plus sereinement et c'est par là même, l'aider à mieux préparer sa mort » (5). Discutons les outils que le législateur choisit pour atteindre ces objectifs.

### 3.1. Les directives anticipées

Notre étude montre une grande méconnaissance du dispositif puisqu'aucun des patients inclus dans l'étude ne connaissait les directives anticipées. Cette méconnaissance est plus importante que celle décrite dans une thèse d'exercice de médecine de 2009 (18) dans laquelle 43.1% des patients interrogés en cabinet de ville ou dans différents services hospitaliers déclarent connaitre le dispositif et 5.4% déclarent avoir rédigé des directives anticipées. L'information sur les directives anticipées améliore dans notre étude ce que nous avons appelé la capacité opérationnelle du dispositif sans jamais le rendre opérationnel. Après information deux patientes ne sont pas capables d'expliquer ce que sont les directives anticipées et la confusion avec un testament est faite. Par ailleurs les deux patients capables d'expliquer ce que sont les directives anticipées n'en ont pas rédigé. Des problèmes de compréhension et d'utilisation du dispositif semblent exister. On peut supposer que ces problèmes sont liés à des différences culturelles entre la France et le pays d'origine des directives anticipées, les Etats Unis. En 2007 David Rodriguez-Arias (19) réalise une étude comparée de l'utilisation des directives anticipées sur cas fictifs par des réanimateurs en France et aux Etats Unis. Il montre qu'il existe des différences dans l'utilisation du dispositif mais que les pratiques ne sont pas si éloignées compte tenu des différences existant dans la nature du lien entre un patient et son médecin, dans l'importance accordée à l'autonomie et dans le rapport de la société à l'individualisme entre Américains et Européens. L'utilisation des directives anticipées en dehors de leur pays d'origine (20-22) et les différences culturelles entre pays (23) ont été étudiées montrant toujours certaines limites concernant l'utilisation du dispositif. Les raisons culturelles sont donc possiblement une partie de l'explication mais des études montrent qu'aux Etats Unis moins de 20% des personnes ont rédigé des directives anticipées (24, 25). Ce pourcentage augmente au sein des populations qui sont plus particulièrement concernées par ce dispositif et, suivant les études, 15% à 66 % des personnes atteintes de cancer (26-28) rédigent des directives anticipées. La sous-utilisation ne dépend donc pas que du contexte culturel. Notre étude identifie la difficulté que peuvent éprouver les patients à définir ce qu'ils pourraient écrire dans leurs directives. Cette difficulté a été soulevée ailleurs (29) : comment attendre d'un patient qu'il puisse écrire précisément ce qu'il voudrait sans les connaissances ni les compétences requises ? Comment attendre d'un patient qu'il sache avec certitude ce qu'il voudra plus tard ?

Le caractère figé de l'écrit apparait également comme une limite à l'utilisation des directives anticipées dans notre étude et notamment pour un patient qui veut pouvoir changer d'avis sans être « piégé ». Le changement d'avis des patients est prévu dans la loi et c'est pour cela qu'une période de validité est instaurée pour « prendre en considération la fragilité […] d'une opinion, exprimée dans l'idéal et dans l'abstrait par une personne en bonne santé et qui ne reflète plus son état d'esprit, lorsqu'elle est en phase avancée d'une maladie grave et *a fortiori* lorsqu'elle a conscience de sa finitude, l'être humain évoluant en fonction de son âge et de sa maladie » (5). Ce que le législateur prévoit moins c'est que pour certains le changement est permanent et qu'une décision écrite concernant des préférences n'est pas compatible avec leur mode de fonctionnement ou avec leur « éthique » comme le précise un patient.

Le dispositif a donc des limites mais c'est l'objectif des directives anticipées que l'on peut questionner (30) : est-ce produire de la décision à l'avance ou donner aux proches et aux médecins les outils nécessaires à la prise de décision dans le cas d'un patient n'ayant plus de ses capacités de décisions ?

## 3.2. La personne de confiance

Notre étude montre une moindre méconnaissance de la personne de confiance par rapport aux directives anticipées. Mais il existe un déficit dans l'information des patients concernant le rôle et les missions de cette personne puisque si tous les patients ont désigné une personne de confiance, seul un connait réellement ses missions. Par ailleurs la désignation n'est pas correctement faite dans 2 cas sur 5. Ces deux aspects constituent dans la littérature les deux principales limites à l'utilisation du dispositif (31).

Une notion intéressante qui se dégage de notre étude est l'importance de la dimension affective dans le choix de la personne de confiance. Ce lien affectif avec sa personne de confiance semble être fréquemment souhaité comme le montre une étude où des personnes âgées interrogées souhaiteraient à 55% que le garant de leurs volontés soit leur enfant plutôt que leur médecin traitant (31%) (32). Dans une autre étude 40.6% des patients ayant un conjoint souhaiteraient choisir ce conjoint (33). Le choix de la personne de confiance importe puisque cette personne est censée pouvoir exprimer l'avis du patient si celui-ci n'en était plus capable. Cette aptitude n'est pas testée dans notre étude mais une étude rapporte que seuls 59% des binômes patient-personne de confiance ont un avis concordant quand des cas fictifs sont présentés et le facteur principalement associé est l'existence d'une discussion spécifique antérieure (34). Toutefois une autre étude montre que ce n'est pas uniquement sur la concordance entre les décisions prises que les patients jugent la justesse de la décision mais aussi sur la capacité du délégué à analyser les situations (35). En effet les patients acceptent que leur personne de confiance ne respecte pas leurs préférences si de nouvelles informations changent la donne. Ce n'est plus seulement la décision qui est déléguée mais également la réflexion.

Notre étude identifie le rôle possiblement confondant que le terme « confiance » semble avoir sur la personne à désigner. Le concept de personne référente (31), correspondant à une personne non désignée par le patient mais auto-désignée ou désignée par les proches, est parfois utilisé en l'absence de personne de confiance.

Plus que le concept lui-même c'est la dénomination qui apparait intéressante. Ainsi si le terme « confiance » est confondant, le rôle d'une personne « référente » pourrait sembler plus clair et ne serait pas sans rappeler le terme d'oncologue référent.

## 4. Les discussions anticipées

Comme nous l'avons vu les limites des directives anticipées et de la personne de confiance sont nombreuses réduisant considérablement leur « capacité opérationnelle ». Mais la recherche d'utilisabilité et les interventions cherchant à l'atteindre masquent la question de l'objectif visé. Cherche-t-on à documenter de manière systématique un dossier médical avec une personne de confiance et des directives anticipées utilisables ? Cherche-t-on à faire du patient un médecin et de ses proches des juristes ?  Ou cherche-t-on à améliorer les soins du patient et sa relation avec ses proches et les soignants dans un contexte difficile ?

Ce sont les questions que posent les oncologues dans notre étude. Ils expriment leurs doutes quant au rôle à accorder aux directives anticipées et à la personne de confiance, quant à la place de l'autonomie en fin de vie. On peut penser qu'une partie de la réticence à l'égard de l'information concernant la loi Léonetti vient de là. Quel est le bénéfice attendu de ces discussions longues et difficiles qui risquent de déstabiliser le malade ? Améliorer le taux de remplissage des directives anticipées et le taux de désignation de la personne de confiance, quel intérêt ? C'est le point de vue défendu par certains auteurs : l'utilisation rigide de ces dispositifs pour défendre et faire respecter l'autonomie du malade n'a d'autre effet que de l'ébranler (36). L'idée défendue est que le meilleur moyen de respecter l'autonomie du patient en fin de vie est de l'aider à faire les choix qui sont dans son intérêt. « Shifting the burden of responsibility from doctor to patient or family is not patient-centered at all. » (37).

La démarche proposée dans cette étude n'est pas qu'une information sur la loi Léonetti et ses dispositifs mais cherche à donner un rôle plus important au patient dans les décisions médicales. La procédure envisagée est celle de discussions sur les possibles à venir et ce qu'il conviendra de faire (38, 39). C'est cette démarche que la loi Léonetti souhaite promouvoir, c'est « permettre au malade de préparer et de maîtriser sa fin de vie avec une véritable planification des soins, établie après une discussion approfondie avec le médecin traitant, lorsqu'une maladie grave et incurable a été diagnostiquée : en définissant, en fonction des phases de la maladie ou de ses complications, les traitements qui peuvent être mis en œuvre et ceux qui ne doivent pas être tentés (réanimation, alimentation artificielle…) ou qui doivent être interrompus. » (5).

L'étude REVOLEO montre que les discussions concernant la fin de vie nécessaires à cette « planification » sont faisables. Ces discussions que nous dirons anticipées permettent d'évoquer avec les patients leurs préférences pour la fin de vie, elles sont jugées très utile et ne génèrent aucune angoisse dans 80% des cas. Cette relative innocuité des discussions anticipées notamment en ce qui concerne l'angoisse est confirmée par d'autres (9, 28, 40, 41) mais pour les oncologues interrogés l'angoisse attendue reste élevée, elle est d'ailleurs 5 fois plus élevée que l'angoisse effectivement ressentie par les patients. Par ailleurs l'étude montre que l'angoisse du patient évaluée par les intervenants est entre 1.8 et 2.6 fois supérieure à l'angoisse ressentie par les patients. L'angoisse évaluée semble être principalement une angoisse projetée et c'est probablement le cas pour les oncologues. En effet les études montrent que les discussions concernant l'arrêt des traitements et les soins palliatifs sont les plus difficiles à avoir pour les oncologues (14). L'étude montre que les oncologues sont donc plus déstabilisés que les patients par ces discussions. Mais pour les patients la place des oncologues dans les discussions anticipées n'est pas évidente : en 2000 une étude (26) montre aux Etats Unis que 69% des patients ont déjà discuté de leurs préférences concernant la fin de vie avec quelqu'un mais que l'oncologue n'est une de ces personnes que dans 9% des cas et seuls 23% des patients restant souhaiteraient avoir une discussion anticipée avec leur oncologue. La même étude réalisée en 2009 (27) montre que seuls 7% des patients ont discuté avec leur oncologue de leurs préférences concernant la fin de vie et que seuls 23% voudraient le faire.

Enfin notre étude semble montrer qu'il existe une incertitude chez les professionnels quant aux bénéfices à attendre de ces discussions, pourtant ils ont été montrés :

amélioration de la qualité de la prise en charge en fin de vie en diminuant les soins agressifs (9), meilleure connaissance des souhaits des patients et respect de ces souhaits en fin de vie (40) et meilleure qualité de vie des proches endeuillés (9). Les raisons que les oncologues donnent pour justifier l'annonce de l'incurabilité pourraient aussi s'appliquer aux discussions anticipées : proportionnalité des soins, alliance thérapeutique, honnêteté envers le malade et intérêt pratique pour fluidifier la prise en charge.

# V. CONCLUSION ET PERSPECTIVES

L'étude REVOLEO présentée dans ce mémoire dessine donc les contours des discussions anticipées. Les entretiens réalisés avec les patients enseignent que de telles discussions sont faisables et la crainte majeure, celle de générer une angoisse limitante n'est pas fondée. La loi Léonetti et ses dispositifs semblent pouvoir être des outils précieux pour faire émerger une discussion sur la fin de vie et légitimer la démarche. La première étape de ces discussions anticipées est en pratique déjà faite par les oncologues, il s'agit de l'annonce d'incurabilité du cancer. La poursuite de ces discussions pourrait se faire sur le même mode, c'est-à-dire précocement et progressivement. Le rôle de chaque intervenant reste à déterminer. La difficulté que les oncologues éprouvent au sujet de ces discussions, la déstabilisation que cela engendre chez eux et les résultats de certaines études plaident plutôt en défaveur d'un rôle principal. Néanmoins l'intérêt de discussions anticipées auxquelles les oncologues ne seraient pas associés serait limité. La compétence en matière de communication nécessaire pour avoir ces discussions (38) et la porte d'entrée que cela représenterait pour les professionnels de soins palliatifs sont également à prendre en compte.

La question de l'exhaustivité de l'information pronostique, nécessaire à la réflexion du patient recherchée dans cette démarche, doit être soulevée. Une piste intéressante à étudier est l'utilisation de la métaphore pour atténuer la violence des informations et ménager les messager (42). D'autres processus facilitateurs sont à trouver.

Il convient à l'évidence de poursuivre la recherche et, de l'utilisation de la vidéo pour améliorer l'information sur le pronostic et les options de traitement (43) à un programme informatique interactif d'aide aux discussions anticipées (44), les pistes ne manquent pas.

# VI. BIBLIOGRAPHIE

1.      Plan Cancer 2003-2007.

2.      Colombet I. Effect of integrated palliative care on the quality of end-of-life care: retrospective analysis of 521 cancer patients. In Press. 2012.

3.      Temel JS, Greer JA, Muzikansky A, Gallagher ER, Admane S, Jackson VA, et al. Early palliative care for patients with metastatic non-small-cell lung cancer. N Engl J Med. 2010 Aug 19;363(8):733-42.

4.      Loi du 22 Avril 2005 relative aux droits des malades et à la fin de vie, 2005-370 (2005).

5.      Rapport n°1929 sur la proposition de loi relative aux droits des malades et à la fin de vie. 2004.

6.      Manuel de certification des établissements de santé v2010, ACC01-T052-D (2011).

7.      Rapport d'information n°1287 sur la loi relative aux droits des malades et à la fin de vie. 2008.

8.      IGAS. La mort à l'hôpital. 2009.

9.      Wright AA, Zhang B, Ray A, Mack JW, Trice E, Balboni T, et al. Associations between end-of-life discussions, patient mental health, medical care near death, and caregiver bereavement adjustment. JAMA. 2008 Oct 8;300(14):1665-73.

10.     Ferrand E, Jabre P, Vincent-Genod C, Aubry R, Badet M, Badia P, et al. Circumstances of death in hospitalized patients and nurses' perceptions: French multicenter Mort-a-l'Hopital survey. Arch Intern Med. 2008 Apr 28;168(8):867-75.

11.     Fang F, Fall K, Mittleman MA, Sparen P, Ye W, Adami HO, et al. Suicide and cardiovascular death after a cancer diagnosis. N Engl J Med. 2012 Apr 5;366(14):1310-8.

12.     Common Terminology Criteria for Adverse Events version 4.0. 2009.

13.     Cannon S. Social research in stressful settings: difficulties for the sociologist studying the treatment of breast cancer. Sociology of Health & Illness. 1989;11(1):62-77.

14. Baile WF, Lenzi R, Parker PA, Buckman R, Cohen L. Oncologists' attitudes toward and practices in giving bad news: an exploratory study. J Clin Oncol. 2002 Apr 15;20(8):2189-96.

15. Dickson-Swift V, James EL, Kippen S, Liamputtong P. Blurring boundaries in qualitative health research on sensitive topics. Qual Health Res. 2006 Jul;16(6):853-71.

16. Eide P, Kahn D. Ethical issues in the qualitative researcher--participant relationship. Nurs Ethics. 2008 Mar;15(2):199-207.

17. Bravo G, Dubois MF, Wagneur B. Assessing the effectiveness of interventions to promote advance directives among older adults: a systematic review and multi-level analysis. Soc Sci Med. 2008 Oct;67(7):1122-32.

18. Nguyen OK. Personne de confiance et directives anticipées : connaissances, mise en oeuvre et sources d'information de la population? 2009.

19. Rodriguez-Arias D, Moutel G, Aulisio MP, Salfati A, Coffin JC, Rodriguez-Arias JL, et al. Advance directives and the family: French and American perspectives. Clin Ethics. 2007 Sep;2(3):139-45.

20. Matsui M. Perspectives of elderly people on advance directives in Japan. J Nurs Scholarsh. 2007;39(2):172-6.

21. Sahm S, Will R, Hommel G. Attitudes towards and barriers to writing advance directives amongst cancer patients, healthy controls, and medical staff. J Med Ethics. 2005 Aug;31(8):437-40.

22. Vyshka G, Kruja J. Inapplicability of advance directives in a paternalistic setting: the case of a post-communist health system. BMC Med Ethics. 2011;12:12.

23. Horn RJ. Advance Directives in English and French Law: Different Concepts, Different Values, Different Societies. Health Care Anal. 2012 May 4.

24. DeLuca Havens GA. Differences in the execution/nonexecution of advance directives by community dwelling adults. Res Nurs Health. 2000 Aug;23(4):319-33.

25. Camhi SL, Mercado AF, Morrison RS, Du Q, Platt DM, August GI, et al. Deciding in the dark: advance directives and continuation of treatment in chronic critical illness. Crit Care Med. 2009 Mar;37(3):919-25.

26.    Lamont EB, Siegler M. Paradoxes in cancer patients' advance care planning. J Palliat Med. 2000 Spring;3(1):27-35.

27.    Dow LA, Matsuyama RK, Ramakrishnan V, Kuhn L, Lamont EB, Lyckholm L, et al. Paradoxes in advance care planning: the complex relationship of oncology patients, their physicians, and advance medical directives. J Clin Oncol. 2010 Jan 10;28(2):299-304.

28.    Ozanne EM, Partridge A, Moy B, Ellis KJ, Sepucha KR. Doctor-patient communication about advance directives in metastatic breast cancer. J Palliat Med. 2009 Jun;12(6):547-53.

29.    Fagerlin A, Schneider CE. Enough. The failure of the living will. Hastings Cent Rep. 2004 Mar-Apr;34(2):30-42.

30.    White DB, Arnold RM. The evolution of advance directives. JAMA. 2011 Oct 5;306(13):1485-6.

31.    Ferrand E, Pham T. [The surrogate for inpatients.]. Presse Med. 2011 Dec 8.

32.    Pategay N, Coutaz M. Préférences et craintes face à la fin de vie : une réalité souvent occultée. InfoKara. [10.3917/inka.053.0067]. 2005;20(3):67-.

33.    Roupie E, Santin A, Boulme R, Wartel JS, Lepage E, Lemaire F, et al. Patients' preferences concerning medical information and surrogacy: results of a prospective study in a French emergency department. Intensive Care Med. 2000 Jan;26(1):52-6.

34.    Suhl J, Simons P, Reedy T, Garrick T. Myth of substituted judgment. Surrogate decision making regarding life support is unreliable. Arch Intern Med. 1994 Jan 10;154(1):90-6.

35.    Fins JJ, Maltby BS, Friedmann E, Greene MG, Norris K, Adelman R, et al. Contracts, covenants and advance care planning: an empirical study of the moral obligations of patient and proxy. J Pain Symptom Manage. 2005 Jan;29(1):55-68.

36.    Billings JA, Krakauer EL. On patient autonomy and physician responsibility in end-of-life care. Arch Intern Med. 2011 May 9;171(9):849-53.

37.    Lamas D, Rosenbaum L. Freedom from the tyranny of choice--teaching the end-of-life conversation. N Engl J Med. 2012 May 3;366(18):1655-7.

38.   Barnes K, Jones L, Tookman A, King M. Acceptability of an advance care planning interview schedule: a focus group study. Palliat Med. 2007 Jan;21(1):23-8.

39.   Clayton JM, Butow PN, Arnold RM, Tattersall MH. Discussing end-of-life issues with terminally ill cancer patients and their carers: a qualitative study. Support Care Cancer. 2005 Aug;13(8):589-99.

40.   Detering KM, Hancock AD, Reade MC, Silvester W. The impact of advance care planning on end of life care in elderly patients: randomised controlled trial. BMJ. 2010;340:c1345.

41.   Jones L, Harrington J, Barlow CA, Tookman A, Drake R, Barnes K, et al. Advance care planning in advanced cancer: can it be achieved? An exploratory randomized patient preference trial of a care planning discussion. Palliat Support Care. 2011 Mar;9(1):3-13.

42.   Kirklin D. Truth telling, autonomy and the role of metaphor. J Med Ethics. 2007 Jan;33(1):11-4.

43.   El-Jawahri A, Podgurski LM, Eichler AF, Plotkin SR, Temel JS, Mitchell SL, et al. Use of video to facilitate end-of-life discussions with patients with cancer: a randomized controlled trial. J Clin Oncol. 2010 Jan 10;28(2):305-10.

44.   Schubart JR, Levi BH, Camacho F, Whitehead M, Farace E, Green MJ. Reliability of an Interactive Computer Program for Advance Care Planning. J Palliat Med. 2012 Apr 18.

# VII. ANNEXE

Annexe 1

Guide d'entretien semi-directif avec les oncologues

Explication du protocole, du principe des entretiens et de l'intérêt de l'entretien et du questionnaire oncologue.

1) Depuis combien de temps exercez-vous des responsabilités de senior en oncologie ?
2) De manière générale, faites-vous l'annonce d'incurabilité à vos patients atteints de cancer incurable : jamais, parfois, souvent ou toujours ?
3) Pourriez-vous expliquer pourquoi ?
4) De manière générale, évoquez-vous avec vos patients atteints de cancer incurable leurs souhaits en cas d'aggravation : jamais, parfois, souvent ou toujours ?
5) Pourriez-vous expliquer pourquoi ?
6) Si vous évoquez avec les patients leurs souhaits en cas d'aggravation, pouvez-vous préciser à quel moment de l'évolution de la maladie vous le faites ?
7) De manière générale, les patients évoquent ils spontanément avec vous leurs souhaits en cas d'aggravation : jamais, parfois, souvent ou toujours ?
8) Si oui, à quel moment de l'évolution de leur maladie survient cette discussion ?
9) Si oui, comment répondez-vous à cette demande ?
10) De manière générale, informez-vous vos patients atteints de cancer pulmonaire incurable des dispositifs de la loi Léonetti en expliquant leur utilité : personne de confiance, directives anticipées, autres ?
11) Pourquoi ?
12) Pensez-vous qu'une démarche systématique visant l'exploration et le recueil des souhaits concernant la fin de vie devrait être mise en place : oui ou non ?
13) Pourquoi ?
14) Avez-vous des remarques ou des commentaires ?

Annexe 2

Questionnaire oncologue

1) Avez-vous fait l'annonce de l'incurabilité au patient : oui/non ? Si besoin, commentez.

2) Pensez-vous que l'incurabilité a été comprise par le patient : oui/non ? Si besoin, commentez.

3) Le patient a-t-il été, à votre connaissance, informé des dispositifs de la loi Léonetti : oui/non ? Si besoin, commentez.

4) Le patient a-t-il évoqué ses souhaits en cas d'aggravation avec vous : oui/non ? Si besoin, commentez.

5) Si oui, quand ?

6) Avez-vous évoqué avec ce patient ses souhaits en cas d'aggravation : oui/non? Si besoin, commentez.

7) Pourriez-vous expliquer pourquoi ?

8) Comptez-vous évoquer avec ce patient ses souhaits en cas d'aggravation : oui/non ? Si besoin, commentez.

9) Pourriez-vous expliquer pourquoi ?

10) Pensez-vous que lors de l'entretien dans le cadre de l'étude ce patient a transmis ses souhaits en cas d'aggravation : oui/non ?

11) Si oui, quels sont à votre avis les souhaits énoncés par le patient ?

12) A votre avis, de 0 à 10 quel niveau d'anxiété a généré l'entretien dans le cadre de l'étude?

13) S'il y a eu, à votre avis, des réactions négatives (en dehors de l'angoisse) pendant cet entretien pourriez-vous les préciser ?

14) Avez-vous des remarques ou commentaires dont vous souhaitez nous faire part ?

Annexe 3

Feuille questionnaire patient (début du premier entretien)

Concernant l'information en cas d'aggravation de votre maladie, cochez la proposition qui vous convient, « Vous souhaitez » :

a) Etre informé(e) de manière systématique ☐

b) Recevoir les informations uniquement si vous le demandez ☐

c) Laisser le médecin décider ce qu'il doit vous dire ☐

d) Ne pas être informé(e) ☐

Si vous ne souhaitez pas être informé(e), pouvez-vous nous expliquer les raisons de ce choix :


Nous souhaiterions connaitre votre opinion sur l'implication du patient dans les décisions médicales en fin de vie.

Avec quelle phrase êtes-vous le plus en accord ?

a) Je souhaite laisser les médecins prendre les décisions nécessaires ☐

b) Je souhaite participer avec les médecins aux décisions nécessaires ☐

c) Autre ☐


Aborder à l'avance la question de votre volonté et de vos souhaits si la maladie s'aggrave, cela est-il :

Angoissant ?

☐ Pas du tout ☐ Un peu ☐ Moyennement ☐ Très ☐ NSP

Utile ?

☐ Pas du tout ☐ Un peu ☐ Moyennement ☐ Très ☐ NSP

Rassurant ?

☐ Pas du tout ☐ Un peu ☐ Moyennement ☐ Très ☐ NSP

Annexe 4

Grille d'analyse thématique préalable pour les entretiens patients

| Thèmes |
| --- |
| Vécu de la maladie |
| Rapport à l'espoir |
| Démoralisation liée à l'évocation de l'aggravation |
| Pensée magique : l'aggravation de la maladie risque de survenir si évoquée |
| Notion d'obstination déraisonnable |
| Expériences fondatrices (expériences familiales ou amicales de décès) |
| Peur de perte de contrôle |
| Peur d'abandon par l'équipe en cas d'évocation de l'aggravation |
| Angoisse de mort |
| Confiance en l'oncologue pour prendre les bonnes décisions (le patient pense-t-il que son oncologue le connaît ?) |
| Ressources, point d'appui |
| Soutien psychologique |
| Relation avec la famille |
| Evaluation du poids porté par la personne de confiance |

Annexe 5

Analyse thématique du discours des oncologues

| Thème | Sous-thème | Oncologues | | | | |
|---|---|---|---|---|---|---|
| | | a | b | c | d | e |
| Balance bienfaisance / malfaisance | Malfaisance et rapport à l'espoir | | X | X | X | X |
| | Malfaisance et angoisse | X | X | | X | X |
| | Recherche de bénéfices pour le patient | X | X | X | X | X |
| | Recherche de bénéfices pour l'oncologue | | X | X | | X |
| Relation médecin malade | Importance de l'implicite | X | X | | X | X |
| | Incertitude | X | X | X | X | X |
| | Violence des annonces | X | X | X | X | X |
| | Les freins extérieurs | | X | X | X | |
| | Balance autonomie/paternalisme | X | X | X | | |
| Complexité des patients | Le changement d'avis | | | X | | X |
| | Lien avec l'entourage | | X | X | | X |

Annexe 6

Motif de non-inclusion temporaire des patients lors de chacun de leur passage en HDJ

| Patient | Passages | Motif de non-inclusion par passage (ordre chronologique) |
|---------|----------|----------------------------------------------------------|
| AMA MO | 2 | Evènement : autre entretien en cours lors du passage |
| | | Evènement : autre entretien en cours lors du passage |
| BOM RO | 1 | Evènement : premier cycle en HDJ |
| BRA JE | 1 | Evènement : premier cycle en HDJ |
| CAN SA | 1 | Evènement : premier cycle en HDJ |
| CHA GE | 1 | Evènement : aggravation clinique |
| COE JE | 3 | Evènement : cycle avant réévaluation |
| | | Evènement : changement d'horaire non programmé |
| | | Evènement : cycle avant réévaluation |
| COU DE | 1 | Evènement : premier cycle en HDJ |
| DEM JE | 3 | Evènement : premier cycle en HDJ |
| | | Refus équipe : anxiété majeure |
| | | Evènement : cycle avant réévaluation |
| DIM MI | 2 | Evènement : cycle avant réévaluation |
| | | Evènement : investigateur absent |
| GAI JE | 1 | Evènement : aggravation clinique |
| GLA MA | 1 | Evènement : premier cycle en HDJ |
| HAM MI | 1 | Evènement : premier cycle en HDJ |
| LAP MI | 3 | Evènement : investigateur absent |
| | | Refus équipe : anxiété majeure |
| | | Refus équipe : anxiété majeure |
| MAT MA | 1 | Refus équipe : anxiété majeure |

| | | |
|---|---|---|
| MON FR | 2 | Refus équipe : anxiété majeure |
| | | Refus équipe : anxiété majeure |
| MON HE | 2 | Refus équipe : anxiété majeure |
| | | Refus équipe : anxiété majeure |
| PER EV | 1 | Refus équipe : anxiété majeure |
| QUA JE | 1 | Evènement : premier cycle en HDJ |
| ROC JE | 4 | Evènement : premier cycle en HDJ |
| | | Evènement : pas d'oncologue référent désigné |
| | | Evènement : pas d'oncologue référent désigné |
| | | Evènement : pas d'oncologue référent désigné |
| TRE MA | 1 | Refus équipe : anxiété majeure |
| ZAI MO | 4 | Refus équipe : anxiété majeure |
| | | Evènement : en chambre double |
| | | Evènement : aggravation clinique |
| | | Evènement : cycle avant réévaluation |
| ZER MO | 1 | Evènement : premier cycle en HDJ |

Annexe 7

Grille thématique d'analyse du corpus des entretiens patients

| Thèmes | Me L | M D | Me P | M S | Me D |
|---|---|---|---|---|---|
| Vécu de la maladie inscrit dans la discussion | | X | X | X | X |
| Rapport à l'espoir | | | X | | X |
| Risque de briser une dynamique de vie | | X | X | | X |
| Pensée magique : l'aggravation de la maladie risque de survenir si évoquée | | | X | | X |
| Expériences fondatrices positives ou négatives | | X | X | X | |
| Angoisse de mort | | | X | | |
| Confiance en l'onco pour prendre les bonnes décisions | X | X | | | |
| Ressources, point d'appui, lien avec la famille | X | X | X | | X |
| Conscience du poids porté par la personne de confiance | X | X | X | | X |
| Oubli déclaré ou mise à distance de l'information | X | X | X | | X |
| Le changement : On ne change pas / On change | X | X | | X | X |
| Ambivalence sur le besoin d'information | X | X | X | X | |
| Dimension affective de la PC prime sur le côté technique | X | X | X | | X |
| Balance bienfaisance / autonomie | | X | | | |
| Caractère figé (voire piégeant) des directives anticipées | | X | | | X |
| Conscience du poids porté par les proches en fin de vie | | X | X | | X |
| Directives anticipées : quand ça va bien / quand ça ira mal | | X | | X | X |
| Philosophie de vie ici et maintenant | | X | X | | |
| Aborder les volontés pour la fin de vie amène spontanément vers le post mortem | | X | | | X |
| Difficulté à intégrer l'incurabilité, la gravité, le pronostic | | | X | X | X |
| Désappropriation (choix, cheminement) par la vérité médicale, toute puissance médicale | | | X | X | X |
| Ambivalence sur le degré d'information demandé | | | X | X | X |
| Nécessité d'une préparation mentale pour aborder le sujet de l'aggravation, de la fin de vie | | | X | | X |
| Incongruité des discussions de fin de vie (surprise, choc) | | X | X | X | |

| | | | | | |
|---|---|---|---|---|---|
| Difficulté de projection dans le « Je » absent ou objet | | | | X | X |
| L'évocation de la fin de vie = annonce d'aggravation | | | X | X | X |
| Sens des traitements et obstination déraisonnable | | | X | X | X |
| Culpabilité du malade | | | | | X |
| Ce n'est pas le souci prioritaire | X | | | | X |
| Intimité | | | | | X |
| Suicide / Euthanasie | X | | X | | |
| Fin de vie et mort innommables | | | X | X | X |

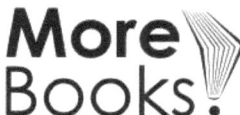
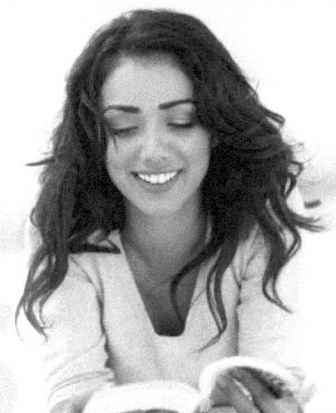

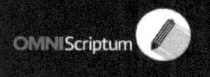

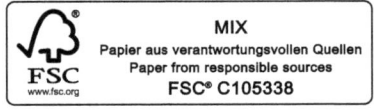